大規模イベント
医療・救護
ガイドブック

改訂
第2版

監修

公益社団法人日本医師会，公益社団法人東京都医師会

編集

公益社団法人日本医師会救急災害医療対策委員会

編集代表

山口　芳裕

へるす出版

改訂第2版 巻頭言

　日本医師会は，著名な研究者や災害拠点病院などの勤務医も含め幅広い分野で従事している医師で構成されています。そのなかで，平素は診療所や中小病院で，かかりつけ医として地域に密着しながら医療に従事している医師，また，かかりつけ医と連携している専門医が，やはり会員の多くを占めます。

　そうした医師会がマスギャザリング災害に積極的に取り組む理由は，究極的には，災害に対する地域の"レジリエンス"（耐性，しなやかさ）の底上げといえます。

　近年，テロ災害はソフトターゲット化しているといわれます。また，国内外で，多数の観客が集まるイベントでの将棋倒しや偶発的な爆発事故も起きています。医師会員は，イベントの救護所要員として，また，地域社会の成員として，そうした災害に遭遇することも十分想定されます。さらに，自院のある地域でマスギャザリング災害が発生したときには，多数の傷病者を受け入れなければならない事態も起こりえます。原子力災害のような場合は，被ばくを恐れたり不安で体調を崩したりした住民から相談を受けるケースも考えられます。

　医師会の使命は，会員がそうした事態に適切に対応でき

るよう努めることであり，最終的には，地域住民にとって安全で安心できる社会の構築に寄与することといえます。わが国では，新型コロナウイルス感染症により，全国的に大規模イベントが見合わせられましたが，5類感染症への移行後，スポーツイベントやコンサートなどの大規模イベントが再開されています。さらに，訪日外国人数が急回復してきました。世界情勢の複雑化により，テロ災害の発生リスクも高まっていることが想定されます。

　本書は，日本医師会の救急災害医療対策委員会委員長である山口芳裕先生に中心となってご執筆いただきました。2019年の初版の出版以降，地域医師会からの評価も高く，改訂版を求める声も多くいただきました。そのため，山口先生をはじめとして多大な労を取っていただきながら，今回の出版に至ることができました。

　日本医師会では，2016年に生涯教育カリキュラムを見直してマスギャザリング災害への対応を含む「災害医療」を独立した科目として設けております。本書をお読みいただくことは，日本医師会の生涯教育活動の一環でもあります。本書が地域の会員や医師会活動にとって有益なものとなることを祈念しております。

　令和6年5月

公益社団法人　日本医師会

会長　松本　吉郎

改訂第2版 監修にあたって

　東京都医師会は東京2020オリンピック・パラリンピック大会に向けて2017年より大規模イベント開催時の医療・救護体制の準備を行い，それと並行して2019年5月に本ガイドブックの初版が発刊されました。そうしたなか，新型コロナウイルス感染症拡大の影響により，東京2020大会は1年延期され，また無観客での開催となりましたが，事前計画としては有観客開催での医療・救護体制を想定し，かつ通常医療への影響が極力少なくなるような体制となるように地区医師会とともに準備をしました。さらに東京都医師会主催の研修会を，本ガイドブックの内容を基に，熱中症やテロ対応を含めて研修を行い，準備を進めました。

　東京都内で開催される大規模イベントは「東京マラソン大会」をはじめとして，大規模な花火大会，地域のスポーツ大会，また最近では自転車ロードレースやフォーミュラEなどがあります。これらには訪日外国人の参加も増加しています。一方，高齢者救急の増加，気候変動による熱中症の増加などにより，2023年は東京消防庁の救急搬送人員や救急搬送時間が過去最大を更新し，通常の救急医療が

ひっ迫してきております。大規模イベント医療対策の三本柱の一つとして「日常の医療体制に支障をきたさないこと」があげられていることより，大規模イベント時の救急災害医療を計画する場合，現状の救急医療のひっ迫の程度を考慮し，また感染症蔓延の状況，外国人参加状況，そして医師の働き方改革を考慮するなど多くの対策が求められます。このように大規模イベント開催にあたっては多くの課題があげられますが，引き続き，本書がさまざまなイベントの準備・運営の一助となることを祈っております。

令和6年5月

公益社団法人　東京都医師会

会長　尾﨑　治夫

改訂第2版 編集にあたって

　初版の「編集にあたって」において，大規模イベントの医療対策の三本柱の一本目は，
「日常の医療体制を堅持すること」
と記載させていただきました。

　2021年の東京オリンピックでは，閉幕時には三次救急の応需率が19%台まで落ち込んでいました。つまり，一般都民が命にかかわる大けがや，心筋梗塞，脳卒中で救急車を呼んでも，病院には4回断られて5回目にやっと収容先が見つかるという状況でした。新型コロナウイルス感染症の爆発的な感染拡大のなかで，医療リソースを使い果たしマンパワーを疲弊させきった東京都内の医療には，大規模イベントに伴って付加的に発生する医療需要やテロ・多数傷病者発生事案のような不測の事態に対応する余力は全く残されていなかったのです。このことは，大規模イベントの安心・安全の根幹をなす前提条件が成立していなかったことを意味します。

　大規模イベントの開催にあたっては，開催地域のすべての医療機関・医療従事者がイベントの医療・救護体制を担

わざるを得ません。いかなるイベントも地域医療と無関係に開催することはできないのです。ですから，まずは地域医療全体で日常医療を堅持しながらイベントの開催が可能か否かを判断しなければなりません。

こうした観点から，今回の改訂にあたっては，初版の主な対象者であった本部機能を担う人，競技場内やラストマイル救護所医療を担う人，のいずれでもない，イベント医療には直接携わらない開催地域の医療を担う一般医家に向けた記載を充実させていただきました。また，この5年間に改められた各種のガイドラインや各国の教育・研修コースの内容などもできるだけ取り入れたつもりです。

大阪・関西万博，2025世界陸上など，今後も続々と大規模な国際イベントが予定されているなか，ひとつひとつの対応経験が医療界にとってのレガシーとなり，わが国全体のレジリエンスが高まることを祈りつつ，本書が少しでもお役に立つことを期待するものです。

令和6年5月
　　　　　公益社団法人日本医師会救急災害医療対策委員会
　　　　　　　　　　　委員長　　山口　芳裕

監　修	公益社団法人日本医師会
	公益社団法人東京都医師会
編　集	公益社団法人日本医師会救急災害医療対策委員会
	担当：細川　秀一　日本医師会常任理事
編集代表	山口　芳裕　日本医師会救急災害医療対策委員会委員長
編集協力	加藤聡一郎　杏林大学医学部救急医学講師

マスギャザリング災害に備えた医療体制ワーキンググループ

五十音順

新井　　悟	東京都医師会理事
鍬方　安行	大阪府医師会理事
坂本　哲也	公立昭和病院院長
田邉　晴山	救急振興財団救急救命東京研修所教授
山口　芳裕	杏林大学医学部主任教授・高度救命救急センター長
	ワーキンググループ座長
横田　裕行	日本体育大学大学院保健医療学研究科長・教授

CONTENTS

HQ (Headquarter)

Scene

HQ
(Headquarter)

大規模イベントと 医療の関わり

ACTION CARD

☑ 医療は，大規模イベントの主催者や関係機関から安全対策や救急対応への協力を求められます

☑ 大規模イベントの医療・救護は会場の救護所だけで担えるものではなく，地域全体で対応する必要があります

☑ イベント開催にあたっては，行政や専門機関と連携しながら，計画・立案の段階から医療が参画することが大切です

☑ 医師会は，地域に根ざした医師会活動を基盤に救急・災害医療の対応を計画します

イベント開催時に地域の医療・救護に求められる役割を理解する

予防	救急・救護	災害医療	日常医療
参加者や観客の健康に関わるリスクの管理と影響の低減	傷病者に対する応急救護や救急医療の提供	イベントに関連した集団災害，開催期間に偶発した自然災害などへの備えと対応	開催地域における日常的な救急医療への負担低減

大規模イベント開催に必要不可欠な医療・救護の４つの取り組み

▶ 解 説

1. 大規模イベントでは医療・救護の体制構築が欠かせず，規模が大きくなるほど医療全体にかかる負担が増すため，より綿密な計画が必要になる。

2. イベント会場の救護所に注目が集まりがちだが，救護所はあくまで，地域全体の医療・救護体制の一部である。地域の医療体制に与える影響を抑えるために救護所を置くものと認識する。

3. 大規模イベント時の受診は，発熱やケガなど軽微な傷病が多くを占める。そのため一般医家は，自施設の日常診療の継続に必要な備えを徹底し，強化することが重要である。

Point
2

医師会の構造を知り，イベント医療で果たす役割を理解する

市区町村と協議をもちながら医療の確保に努めるとともに，地域の消防，警察などと連携・協力体制を強化

地域住民

郡市区医師会（888）

都道府県医師会（47）

公益社団法人 日本医師会

都道府県の医療行政担当をカウンターパートに，医療行政に関わる調整，協議，啓発活動などを実施

国や官公庁に対して医療制度の設計や財源などに関する折衝や提言などを実施

207,984 人
（全医師会員 2023 年 11 月 1 日現在）
※ 国内医師総数 343,275 人（2022 年）

医師会の構造と役割

▶ 解　説

1. 日本医師会は，都道府県医師会や郡市区等医師会と連携して，医道の高揚，医学および医術の発達，ならびに公衆衛生の向上を図り，もって社会福祉を増進することが使命である。

2. 医師会および医師会員は，地域住民を守る関係機関のひとつとして，イベントの規模にかかわらず医療・救護体制の確保に協力することが期待されている。

3. 日本医師会の定款にある15事業の1つに，教材の作成や，研修会を通じた医師の生涯研修の推進が定められている。

大規模イベントの開催期間中こそ日常診療体制の維持が重要である

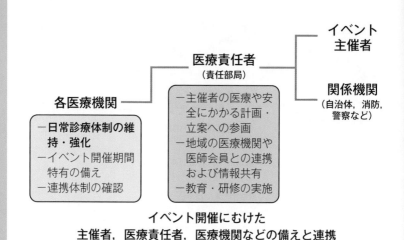

**イベント開催にむけた
主催者，医療責任者，医療機関などの備えと連携**

▶ 解 説

1. 医療は，安全や救急医療の対策において計画・立案段階からイベント主催者と連携することが求められる。開催が決まったら，医療責任者が中心となって地域の医療機関との情報共有，連携，医療従事者の教育・研修などに努める。

2. 医師会は，医療や交通など地域事情に詳しい医師の協力を得られることが強みである。自治体，消防，警察といった関係機関との日常的な連携を活かした活動も期待される。

3. 各医療機関は，日常診療の維持を担保したうえで，多数傷病者の発生，CBRNE災害の発生，訪日外国人の受診など日常診療とは異なる状況も想定して備える。

大規模イベントのリスク

ACTION CARD

☑大規模イベントは救急患者の増加と集団災害の発生のリスクをあわせもちます

☑イベントのリスクは，イベント特性と環境因子とによって規定されます

☑大規模イベントの開催時にだけまったく新しい種類のリスクが発生するわけではありません

☑大規模イベントはテロリストにとってきわめて魅力的な舞台です

☑爆弾テロ対策はもっとも優先度の高い対策のひとつです

マスギャザリングの心理特性は「強大なエネルギー，衝動性，道徳性の低下」である

動員規模によるマスギャザリングの分類

分類	動員数	動員範囲	イベント例
Mass gathering	小　200〜1,500 中　1,500〜10,000 大　10,000〜100,000	地域 地域 地域〜州	祭 スポーツ大会 コンサート
Major mass gathering	100,000〜250,000	州〜複数州	音楽祭 農芸展覧会
Super mass gathering	250,000〜500,000	州〜複数州	モータースポーツ イベント
Extreme mass gathering	500,000〜1,000,000	国内・国外	宗教の祝祭
Mega mass gathering	1,000,000〜	国内外	オリンピック ワールドカップ

〔Appendix B4. より引用・改変〕

▶ 解　説

1. マスギャザリングとは，一定期間に，限定された地域に，同じ目的で集合した多人数の集団のことである。
2. 「単なる人の集まり」はマスギャザリングとは呼ばない。共通の動因があることが要件である。
3. 「1,000人以上」を基準とする定義が多いが，大規模イベントとしての医療対応準備は「25,000人以上」で必要になる。

Point 2

マスギャザリングのリスクは
イベント特性と環境因子とによって
規定される

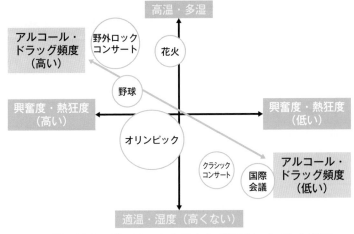

マスギャザリングのリスクを規定する要因とイベント種別

〔森村尚登：マスギャザリング医学. 山本保博, 他監, 災害医学, 第2版, 南山堂,
2009. より許諾を得て転載〕

▶ 解 説

1. マスギャザリングのリスクを規定する因子に以下の2つがある
（詳細はHQ, Chapter 3参照）。
①イベントの特性
－年齢構成, 性別のかたより, イベントの種類,
興奮度・熱狂度, アルコールやドラッグの頻度など
②環境因子
－温度, 湿度, 日射しなど

イベントごとの傷病者発生数や
救急車出動数を想定する

過去のイベントからみた規模，傷病者発生数，受診数の目安[注1)]

イベント	チケット販売数/ 関係者規模	救護所や 医務室の 訪問者数	傷病者 発生割合 （群衆千人対）	周辺医療機関 受診数
夏季五輪 （北京，ロンドン など）	約600万〜900万枚/ 70,000〜90,000人	約10,000〜 25,000人	約1.5〜2.0	1,000人前後 /1医療機関 （うち150〜 200人が入院）
冬季五輪 （バンクーバー， 長野など）	約100万〜150万枚/ 35,000〜70,000人	約10,000人	約2.0	該当なし
万博 （愛知，テネシー など）	約1,100万〜2,200万枚	約23,000人	約1.0〜5.0	該当なし

〔Kononovas K, et al：Improving Olympic health services：What are the common health care planning issues? Prehosp Disaster Med 29：623-628, 2014. ほかから作成〕

注1）各報告をもとに概数を抽出して作成。
注2）五輪の関係者とは，競技者，大会関係者，メディア関係者などを指す。

▶ 解 説

1. 大規模イベントで救護所・医務室を訪れる人数は20,000人を超え，会場周辺の医療機関には1,000人を超える受診が発生することを想定して備える。
2. オリンピック・パラリンピックに関連して出動する救急車の件数は1,000〜1,500件とされている。
3. 受診者には，大会関係者，メディア関係者も多数含まれる。
4. ほとんどの傷病は「絆創膏とアスピリンで対処できる」が，季節やイベントの種類によってその内訳は変動する。

Point 4

大規模イベントだからといって まったく新しい種類のリスクが 発生するわけではない

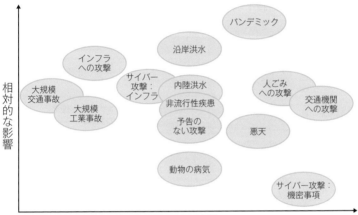

大規模イベントが抱えるリスクの起きやすさと影響

〔Appendix B5. より引用・改変〕

▶ 解　説

1. イベントによって，リスクが発生する場所や脆弱性を抱える部分，被害の規模は異なる。
2. やるべきことは，まったく新しい組織を立ち上げることではなく，イベントの特性やかたよりに対応した，既存の連携の見直しと強化である。
3. リスクは，可視化してアラート発信ができるようにすることによって初めて現場対応に真に意味をもつことになる。

Point 5

大規模なイベントは，世界同時中継によって"劇場型"のテロの格好の舞台となってきた

大規模イベントにおける劇場型テロの歴史

1972年9月	ミュンヘン オリンピック	「黒い九月」を名乗る反イスラエルのテロリストが選手村を襲撃。イスラエル選手など11人が死亡。
1996年7月	アトランタ オリンピック	関連行事のコンサート会場で爆弾が爆発。2人死亡，100人以上が負傷。
2013年4月	ボストン マラソン大会	ゴール付近の沿道で2発の爆弾が爆発。2人死亡，200人以上が負傷。
2016年7月	フランス 革命記念日	花火見物の観客に大型トラックが突入。84人死亡，200人以上が負傷。
2017年5月	世界的歌手 ワールドツアー	イギリス・マンチェスターアリーナで爆弾が爆発。ISILが犯行声明。23人死亡，59人が負傷。
2024年3月	ロックバンド 公演	モスクワ・コンサート会場で銃の乱射と会場の焼灼。ISILが犯行声明。143人死亡，182人が負傷。

▶ 解　説

1. オリンピック・パラリンピックや国際スポーツイベントなど世界的に中継されるイベントは，テロ組織にとってきわめて魅力的な標的である。

2. テロの実行には，開催国内の組織が主体的な役割を果たす。

3. 標的は，開催国内の祭典に関連した施設，公共施設，駅・空港などのソフトターゲットが大部分である。

4. テロは，開催期間中だけでなく，開会の1カ月前，1週間前など象徴的な日にも発生する。

Point
6

現在もっとも汎用されている テロの手段は爆発物である

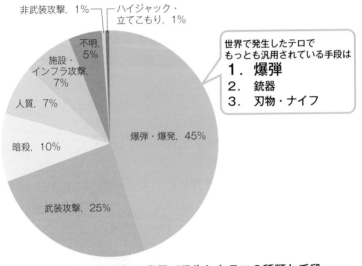

> 世界で発生したテロで
> もっとも汎用されている手段は
> 1. **爆弾**
> 2. 銃器
> 3. 刃物・ナイフ

非武装攻撃，1%
ハイジャック・立てこもり，1%
不明，5%
施設・インフラ攻撃，7%
人質，7%
暗殺，10%
爆弾・爆発，45%
武装攻撃，25%

2009～2022年に世界で発生したテロの種類と手段

〔Appendix B1. より引用・改変〕

▶ 解 説

1. 現在世界で発生しているテロで用いられている手段として，もっとも多いのは爆発物である。

2. 2009～2022年に発生した209,706件のテロのうち45%が爆弾テロであった。

3. 日本の大規模イベントにおいても爆弾テロ対策は最重要課題のひとつである。

リスクを可視化してアラート発信する

【方法】

　リスクを実用的な情報として共有するために，対象，規模，時間や期間，地域性，対応手段など多様な情報を一元化し，必要に応じて階層化して提示する。

【ポイント】

わかりやすく正確に伝えるため，以下の点に留意する。

- 情報の取捨選択，データ更新の頻度とタイミング
- 既存システムの活用
- ニーズに合わせた表現方法とアラート基準の設定

【例】東京2020大会における熱中症リスクの可視化

　医療統括は，会場の位置，時間帯，気象条件，参加者数，周辺医療機関などの関連情報からリスクを可視化した。本部から現場スタッフまで同じリスク情報を共有し活用できたことは安全な大会運営につながった。

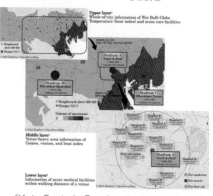

〔Kato S, et al：Passing the baton of medical disaster preparedness advice from city medical supervisors of the Tokyo 2020 Olympic and Paralympic Games to future host medical organizers. Br J Sports Med (inpress). より引用〕

Q&A

Q1　日本あるいは日本人はテロの脅威の対象になりにくいのではないか？

. . . .

A1　アル・カイーダやISILは，明確に日本を標的のリストに加えていることを表明している。

例）アル・カイーダ

　　　オサマ・ビンラディン

　　　　2003年10月18日，2004年5月6日

　　　アイマン・ザワヒリ

　　　　2004年10月1日，2008年4月22日

　　ISIL

　　　ジハーディ・ジョン　2015年2月1日

　　　DABIQ（オンライン機関誌）　第7号，第11号

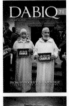

Q2　群衆の規模が大きいほどリスクが高いといえるか？

. . . .

A2　傷病者の発生数にもっとも相関する因子は群衆の規模である。しかし，発生率は逆に群衆規模と負の相関を示すとの報告も多い。また，群衆の規模よりも，群衆の密度（1人あたりのスペース）が相関するとの報告もあり，屋外イベントでは，$1m^2$あたり4人を超えると，イライラ感が増し，心筋梗塞，脳血管障害，暴力による外傷などの傷病者の発生リスクが高まるといわれる。

Q3 気象条件はリスクとどう関係するか？

A3　一般的に，気温と傷病者発生との間にはU字型の関係性が知られている（より高温や低温の環境で傷病者発生が多く，平均的な気温では少ない）。屋内イベントでは，最高気温が傷病者数と正相関するとの報告がある。モーターレースでは，露点温度が傷病者数と正相関するとの報告もある。

　日本では，高温多湿環境を背景に「熱中症警戒アラート」が一般化されており，このような公共サービスも活用するとよい（Appendix F2参照）。

Q4 テロとの関連でとくに警戒すべきスポーツはあるか？

A4　サッカーにはイスラム教徒の有名選手も多数存在しているが，ISILは「サッカーは西の価値観」「観戦は信仰に悪影響」と「イスラム法に反する」と認識しているとされる。ジハード主義者アブ・ムハンマド・アル・マクディシは著書のなかで，サッカーを抵抗と破壊の対象としており，サッカーに関連したテロ計画が2016年だけでも少なくとも6件明らかになっている。

　他方，アルカイダの最高指導者アイマン・ザワヒリは，2010年「シオニストがサッカーを利用してイスラム教徒を互いに争わせようとしている」と主張している。

　このように，一部のイスラム過激組織はサッカーを攻撃対象ととらえているため，テロの脅威が高まる可能性がある（Appendix B2参照）。

イベント医療のプランニング

ACTION CARD

地元で大規模イベントの開催が決まったら…

☑ できるだけ早く準備グループを立ち上げましょう

☑ 何が起こり得るか，どこが脆弱か評価します

☑ 評価に基づいて行うべき準備を検討します

☑ 指揮命令系統（関係性）と情報伝達システム（連絡方法）が成功の鍵になります

☑ 訓練とフィードバックを反復して，プランを成熟させましょう

準備グループを立ち上げて，手順に沿ってプランニングを進める

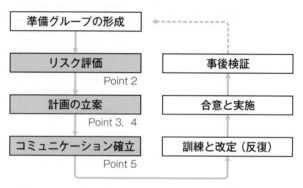

イベント医療のプランニングにおける代表的な手順

図中の要素：
準備グループの形成
リスク評価　Point 2
計画の立案　Point 3, 4
コミュニケーション確立　Point 5
事後検証
合意と実施
訓練と改定（反復）

▶ 解　説

1. なるべく早い段階で準備グループを立ち上げる。主催者，医療関係者，医療以外の関係者を含むすべてのステークホルダーを交えて，各々の役割と責任を明確にする。
2. 混乱が生じないように，上下関係（縦）と協力関係（横）を活動単位ごとに可視化する。
3. 開催規模に応じて，イベント全体，組織単位，会場単位など，複数の階層でプランニングを進める。

Point 2

イベントのリスクと開催地の脅威・危険性・脆弱性から課題を抽出する

イベント特性ごとに考慮すべきリスク

イベント特性	考慮すべきリスクの代表的な例
種別	スポーツ：ケガ・暴力，心血管イベント 文化系：飲酒，薬物，性感染症，体温異常 宗教・政治：デモ・暴動，参加者の健康問題
開催期間	中・長期では感染症
国際イベント	疾病の輸出入，不慣れな環境への曝露
会場	観客数と出入口・動線・誘導などの不一致 歩行者と車両のスペース共有 仮設構造物の倒壊
時期	夏：脱水，熱中症，感染症（とくに消化器系） 冬：感染症，低体温，外傷，インフラ崩壊 湿度：脱水，水系感染症，火災，アレルギー
活動レベル	座席あり：参加者数とインフラの不一致 座席なし：疲労，ケガ（移動型で雑踏事故）

〔Appendix A1. をもとに作成〕

▶ 解　説

1. 計画立案のための基礎情報として次の項目を評価する。
   • イベント特性に応じたリスク（上記）
   • イベント開催地の脅威と危険性，脆弱性（コア・スキル1）
   • 事例に基づく傷病者数や医療需要の予測（コア・スキル2）

HQ (Headquarter)

Scene

Course curriculum

Appendix

会場内の医療・救護体制を充実させる

監視 / 予防	迅速な覚知とアラート	即時で質の高い心肺蘇生	迅速な除細動	高度な救命処置と搬送
• 監視体制の強化 • 先進技術の活用 • 予防計画の策定	• 運営関係者および観客の教育啓発 • けいれんと誤認するリスクの認識 • 救護班へのアラートの手順	• 運営関係者および観客の教育啓発 • 移動救護班の配備計画 • 移動救護班の訓練	• 除細動器の配置計画（移動救護班を含む） • 運営関係者および観客の教育啓発	• 高度救命処置の準備と実施範囲の設定 • 患者搬出用経路の確保 • 警備警護の協力体制 • 搬送車両の確保と配備

心停止事案における「救命の連鎖」とイベント医療特有の課題

〔American Heart Association：2015 AHA Guidelines for CPR and ECC, 2020. を参考に作成〕

▶ 解　説

1. 医療需要のほとんどは会場内で発生する。心停止に対する「救命の連鎖（chain of survival）」を参考に，イベント会場で生じ得る医療課題への対策を計画しておく。

2. 近隣の医療機関にかかる負担を減らして，地域の対応能力を維持するために，会場内では以下の項目に取り組む。
   • 近隣の医療機関に診療を依頼する基準の設定
   • 軽症や軽微な傷病では，会場内でしっかり評価と安定化が行える体制の確保

Point 4

会場の医療・救護能力を超える緊急事態に備える

緊急事態にむけた計画とその代表的な検討課題

必要となる計画	代表的な検討課題
近隣医療機関への傷病者搬送	• 指揮命令系統，搬送依頼手順 • 会場の診療基準，搬送手段 • 近隣医療機関のキャパシティ把握
多数傷病者発生時の対応	（上記に加えて） • 会場内の活動スペース • 会場内外のサージキャパシティ • トリアージ（成人・小児の評価基準） • 搬送先や搬送手段の調整
自然災害やテロなど発生時の会場医療対応	（上記に加えて） • 個人防護装備の配備と訓練 • 会場医療スタッフの撤退・後退と安全な場所での体制再構築 • 近隣医療機関の受入体制と支援 • 地域危機管理部局との協働および整合性 • 公衆衛生対応（サーベイランス強化） • 事案後のメンタルヘルスケアと検証

〔Appendix A1. をもとに作成〕

▶ 解　説

1. 多数傷病者発生事案，自然災害，テロなどが発生した場合を想定して備える。
2. 緊急事態への対処には，医療とセキュリティ，会場と近隣医療機関，医療と公衆衛生など多くのつながりが必要である。ステークホルダーを交えた高度な連携と調整が求められる。

迅速, 正確, 確実な情報伝達を実現する

緊急事態の情報伝達事項 （METHANE）

伝達項目	例：陸上競技場で発生した将棋倒しの場合
M y call sign & Major incident declared 名前と事故/災害の発生を宣言*	△○救護班 （所属） ○△ （名前） より，○○本部へ，大事故の発生を覚知
E xact location 正確な発生場所は	場所は競技場内，セクション107～108の間，1階と2階をつなぐ階段付近
T ype of incident どんな事故/災害か	観客の退場中に大規模な将棋倒し発生
H azards-present & potential 危険性は （現状＆拡大の可能性）	明らかなハザードはないが，観客多数で新たな将棋倒し発生のリスクあり
A ccess routes safe to use 到達可能な経路・進入方向は	発生地点にはセクション106～107，108～109間の階段経由で，1階2階双方から進入可能
N umber of casualties 負傷者数とその重症度は	負傷者数は約150人で，うち10人程度はうずくまって動けず重症の疑い
E mergency Services -present & required 緊急対応の現状と追加の需要は	現在は救護班3チームが活動中，現場に追加3チームと誘導員数人の派遣を要請

* 事案発生が切迫している際には「待機状態」であることを伝える
〔Advanced Life Support Group's Major Incident Medical Management and Support （MIMMS）. を参考に作成〕

▶ 解 説

1. 計画段階から，情報伝達の流れが明確な関係性（フロー）を構築しておく。1人への多すぎる情報集約は避ける。
2. 連絡手段は，第一選択のものと予備のもの（複数）を用意する。
3. 緊急事態には，「METHANE（メタン）」の頭文字に沿うと，素早く正確な情報伝達が可能となる。

コア・スキル1

脅威・危険性・脆弱性を評価する

【手順】

1. 重要な脅威・危険性を特定する

　コミュニティが抱える脅威・危険性を特定し「起こりやすさ」と「影響の大きさ」を反映させる。

コミュニティが抱える32の脅威と危険性（米国の例）

自然要因	技術関連要因	人為的要因
雪崩	ダムの決壊	銃乱射事件
干ばつ	有害物質の放出	武装した襲撃
地震	工場事故	生物テロ
感染症の流行	堤防の決壊	化学テロ
洪水	鉱山の事故	サイバーテロ（データ）
台風	パイプラインの破裂	サイバーテロ（インフラ）
宇宙天気（磁気嵐など）	放射性物質の放出	爆弾テロ
竜巻	電車脱線事故	即席爆弾による核攻撃
津波	輸送事故	核物質によるテロ攻撃
火山噴火	都市部の大火	放射性物質による攻撃
冬の嵐	公共事業の途絶	

〔U.S. Department of Homeland Security：Comprehensive Preparedness Guide 201（3rd ed），2018. より和訳引用〕

2. 影響度を推定する

　発生場所，程度，時間などを含む詳細な想定を付与し，コミュニティの脆弱性を反映させた影響度を評価する。

3. 準備目標を打ち出す

　脅威や危機の発生後，「いつまでに」「どのくらい」の対応を提供すべきか，具体的な目標を提示する。

コア・スキル2

傷病者数を予測する

【指標】PPR；patient presentation rate（傷病者発生割合）
　　　　＝会場の医療・救護施設を訪れた人数÷参加者1,000人
　　　　TTHR；transport to hospital rate（医療機関搬送割合）
　　　　＝医療機関への搬送を要した人数÷参加者1,000人

【過去の事例】

イベント種別にみた1,000人あたりの傷病者発生割合（PPR）および医療機関搬送割合（TTHR）

PPR (/1,000) 多← →少	イベント種別	TTHR (/1,000) 少← →多
0.3〜2.4	スポーツ（観戦型）	0.0〜0.1
26.5〜198.9	スポーツ（参加型）	0.4〜2.3
5.6〜13.0	音楽（ロック）	0.7〜2.0
0.5〜33.3	音楽（ロック以外）	0.1〜2.5
0.2〜0.9	政治	0.0〜0.1
0.3〜4.4	文化	0.0〜0.6

〔2010年以降のPubMed収載論文でPPRもしくはTTHRを含む報告から作成〕

コア・スキル3

救急サービス需要量を推定する

イベント種別・規模別にみた
イベント会場に最低限必要な救急医療サービス

イベント種別	予想集客規模（ピーク時）	救護所（救急隊員）	救護所（救命士/看護師）	救護所（医師）	移動型救護班	救急車待機***
コンサート/音楽祭	<2,500	X	✓			
	2,500～15,500		X		✓	✓
	15,500～50,000		X	✓	X	XX
	>50,000		X	X		X
競技会/スポーツ*	<2,500	X				
	2,500～15,500		X	✓	X	X
	15,500～50,000			X	X	XX
	>50,000			X	X	XX
フェア/祭/野外/パレード*	<2,500	✓			✓	
	2,500～15,500	X	X			
	15,500～50,000			✓	X	XX
	>50,000			X	X	XX
会談/集会	<2,500	✓	✓			
	2,500～15,500	X	X		✓	X
	15,500～50,000		X	✓	X	XX
	>50,000			X	X	XX
トライアスロン/水上イベント**	50～100	X	✓			X
	100～300		X	✓	✓	XX
	300～1,000			X	XX	XX
	>1,000			X	XX	XX

✓：配備を推奨，X：配備が必要，XX：しばしば複数配備が必要
心肺蘇生や除細動器，緊急コールへのアクセスはすべてのイベントにおいて必須
*　　移動型のスポーツやパレードでは1カ所/1マイル以上の救護所設置を推奨
**　　傷病者へのアクセスの悪さを考慮した計画が必須
***　1台/10,000人を基に開催環境や過去の事例を参考にして配備数を調整
〔San Francisco Department of Emergency Management：Emergency Medical Services at Special Events. Policy Reference No. 7010, 2017. を参考に作成〕

Q&A

Q1　会場の医療・救護施設を訪れる傷病者に特徴はあるか？

A1　ケガ，熱中症，中毒，消化器症状，呼吸障害による受診が多い。低体温症，頭部外傷，意識障害，喘息，心血管疾患に伴う胸痛などは，頻度は低いが，初期診療や病院搬送に重症度別の対応が求められるため注意を要する。

Q2　会場の医療を準備するうえでとくに注意すべき点は何か？

A2　会場の混雑・混乱は，医療救護班の傷病者への接触と傷病者の現場からの離脱を遅らせる。そのため，計画段階から開催環境を想定した訓練を繰り返してシステムを成熟させておく。また，開催中は観客に対して「傷病者が自ら医療・救護にアクセスする方法」の案内を徹底する。

Q3　近隣医療機関がとくに注意すべき点は何か？

A3　会場を中心としたコミュニティの一員として，対応計画を理解し，自施設の役割を把握すべきである。イベント開催時間とその前後の受入体制，とくに多数傷病者への初期診療や緊急手術の体制に十分な準備が求められる。

　医療機関もテロの対象となり得ることを認識し，準備グループや専門機関の協力を得て備えを進める。

医療の立ち位置と組織体制

ACTION CARD

大規模イベントにおいて医療は…

☑ 最適な組織体制を構築しなければなりません

☑ 医療者自身が，医療部門の立ち上げを能動的に行う
必要があります

☑ 指揮・統制と組織内外の連携に必要な体制作りが大
切です

☑ 緊急事態に備えて組織間の相互連携を調整し，訓練
を繰り返しておくことが重要です

☑ 標準化した指示手順は活動の効果を高めます

Point 1

医療部門の機能を最大限発揮
できるように体制を整える

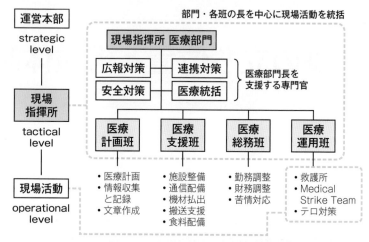

イベント医療・救護体制の例（現場指揮所を中心に）

▶ 解 説

1. 医療従事者が医療に専念できるように医療部門を中心に立案し，後方支援（休憩場所，勤務交代調整など）や情報処理に実効性をもたせるための他機関との連携を整える。
2. 機能の追加と削除は，危機管理の決まりごとに沿って，規模，開催期間，関係機関や法的課題も考慮して行う。
3. Medical Strike Teamは，トリアージ係，トリアージ結果別診療係，遺体対応係などを含む。
4. 規模に応じて，多数傷病者の発生やテロなどの突発的事象に対する体制を事前に準備し訓練しておく。

Point 2　イベント運営の組織構造を理解して効果的で連携のとれた活動を提供する

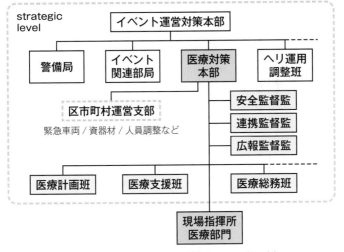

大規模イベント運営組織図の例（概略）

▶ 解　説

1. 都道府県や国が主催するイベントでは関係機関が多くなる。医師会の対策本部や厚生労働省とも支援・調整の関係を整える必要がある。

2. 消防や警察と異なり，医療の現場活動には決まった組織体制が存在しない。協力，協調，協働のためには，明確な組織体制を構築し，活動範囲，責任の所在，担当や機能を明らかにしておく。

3. 危機管理のトレーニングを受けていない医療従事者は，連携組織の指揮下で，安全が確保された状況下で活動する。

医療部門の立ち上げは 医療者が能動的に行う必要がある

C command & control 指揮・統制	**S** safety 安全	**C** communication 情報伝達	**A** assessment 評価
• 地域の医師会や救急医療機関が中心となって行政やイベント主催者と連携する • 日時，会場，対象ごとに各種の決定権限がどこにあるか明確にする（例：会場周辺で発生した傷病の搬送先医療機関の優先順とその選定権限）	• 医療の安全を確保するために，行政や緊急対応機関，イベント主催者と活動のあり方を調整する	• 組織内外の情報共有手段を確立するために自らと相手方の階層を意識した組織体制を構築する（Point 1，2参照） • どことどこで連絡・調整するか「カウンターパート」を確認し連絡先を共有する	• イベントの種別によって医療部門がカバーすべき対象は異なる（例：東京2020大会では，主に選手の医療はMOC*の，観客や市民の医療はCOC**の医療部門が対応）

*   MOC：main operation center（大会運営本部）
** COC：city operation center（都市オペレーションセンター）

災害対応原則のCSCAでみる医療部門立ち上げの注意点

▶ 解　説

1. 歴史的にみると，大規模イベントの開催準備において「医療は蚊帳の外」に置かれやすい。
2. 災害対応原則のTTT（トリアージ，治療，搬送）とあわせて，医療の視点から必要な調整を大会主催者側に掛け合うことが求められる。
3. 医療機関へ患者を搬送する際に，現場に求められる患者情報が煩雑にならないように，必要最低限の仕様をあらかじめ規定しておく。

Point 4

テロ対応のために組織間の相互連携を調整し，訓練を繰り返す必要がある

テロ対応における医療の立ち位置と準備事項

シーン	医療の立ち位置と準備事項
連絡体制	・テロが疑われる事案において初動対応機関と相互連絡ができる体制を構築する ・応援を必要とする場合の連絡体制を確立する
現場対応（初動）	・医療にできる現場対応は限られることを認識する ・機能別の対応部隊と，事前に相互連携の範囲や手段を調整しておく
医療機関	・必要な情報を速やかに共有できるように，消防，保健所，専門機関などと連絡体制を確立しておく
原因物質の特定	・トキシドロームなど原因物質の特定につながる情報は，消防を中心とした関係機関と共有する
除染	・基本的な除染は救助活動現場で行われる ・除染の基礎知識を理解しておく（Scene，Chapter 3参照）
訓練・教育	・警察や消防などの初動対応者と連携して，現実的なシナリオ想定に基づく訓練とフィードバックを繰り返す ・会場周辺の医療機関を対象に講習会などを開催する

▶ 解　説

1. テロなどが発生した場合に最初の被害を防ぐことは難しいが，しっかりとした行動指針があればその後の被害は低減できる。

2. どのような事態でも，初期対応の約8割は同じ手順である。

3. すべての危機に対して，共通の初期対応を適用するall-hazards approachの概念が重要である。

標準化した指示手順の存在は活動の効果を高める

標準化指示手順書（Standard Operating Procedure；SOP）の作成手順と要点

項目	要点と注意点
目的	• 階層や組織別に機能と責任の所在を明確化し，やるべきことやできることを整理する
対象	• 想定事態別にシリーズ化する （例：基本，爆発，化学テロ，生物テロ，群衆雪崩，パンデミック，その他不明の場合など） • 階層別・担当別に作成する （階層例：運営本部，現場指揮所，活動現場など） （担当例：トリアージ，資源確保，情報管理，搬送調整など）
項目 （コア・スキル 参照）	• 見出しは統一の様式として，適切な文書番号によって管理する • 本項目として，目的，対象者，定義（用語や緊急度区分），責務，具体的な手順（緊急度区分別）などを盛り込む • 関連する文書などがある場合は文末に記載する
ポイント	• 作成の過程で記載すべき作業や手順を整理する • 間違いやすい点，無理や無駄，人によるムラなどを減らす工夫で作業の適正化と作業効率の向上を目指す • 具体的な数字を含む簡潔で読みやすい文章にする • チャート，画像，動画を活用して作業手順を明確に表現する • 情報管理や意思決定には混乱が生じやすいため，支援するシステム（ICT技術）の導入も検討する

▶ 解 説

1. SOPは，各階層や担当に求められる活動と能力を見える化するので，想定外の事象に対しても，迅速な計画立案と協力体制の構築を可能にする。
2. SOPは，関係者の間で共有し，訓練とフィードバックを繰り返して実効性をもたせることが重要である。

コア・スキル

標準化指示手順書を作成する

○○○イベント 医療部門 標準化指示手順書					
文書番号：	SOP.301.02	SOP名：	XXXの資源調整		
作成日：	2016/8/15	最終更新：	2019/2/20	頁数/版：	2/ver.03.01
作成者：	○○ ○○○	承認者：	○○ ○○	保管場所：	○○○

301.02.01　目的
　　　緊急度に応じてXXXの調整を行い，不足を予防または解消すること。

301.02.02　対象者
　　　このSOPの対象は，XXXの資源に係わる医療部門の全調整員に適応される。

301.02.03　定義
　　　1．通常レベル/緊急度1：この段階は，○○の場合を指す。○○では…
　　　2．切迫レベル/緊急度2：この段階は，○○の場合を指す。○○では…
　　　3．供給可能：XXXが直ちに，需要に対し十分な供給ができる状態。
　　　4．供給低下：何らかの理由でXXXの需要に供給が追いつかない状態。
　　　5．供給停止：XXXが物理的に供給停止した状態。

301.02.04　通常レベル/緊急度1の指示手順
　　　1．各調整班は，XXXのXXにあたって，XXXXXをする。
　　　2．○△班から供給低下または供給停止の報告があるまでは，すべての
　　　　XXXは供給可能な状態とする。
　　　3．XXXの供給開始後，供給可能のままとするかは，○○の基準に従う。

301.02.05　切迫レベル/緊急度2の指示手順
　　　切迫レベル/緊急度2の場合には，以下の事項の発生が予想される。
　　　1．○○が○○を必要とする。
　　　2．○○が○○となる。

301.02.06　関連文書
　　　1．（○○に関する基準の一覧表）XXX. XXX;XXX:XX-XX.
　　　2．（詳細な△○）XXX. （https//XXX…）

標準化指示手順書の例

〔Charles County Department of Emergency Services：Standard Operating
Procedures, 2017. を参考に作成〕

Q & A

Q1　医療対応を組織化することの意味は何か？

A1　医療にどのような担当がいてどのような機能があるかを提示できなければ他組織との具体的な連携は不可能である。組織図のなかで，誰が何をするのか，責任の所在や必要な能力を見える化することが大切である。

Q2　医療が陥りやすいピットフォールには何があるか？

A2　例えば，化学災害が発生した際に，医療従事者がとらわれやすい先入観や誤解には以下のようなものがある。
- 病院には，患者が来院する前に正確な情報が連絡される
　　⇒情報がわからないまま患者が押し寄せることもある
- 原因物質はすぐに判明し，特殊で適切な治療を開始できる
　　⇒化学災害とわからないことや，原因物質は推定できても治療薬が特殊で入手できないことがある
- 発災現場では完璧なトリアージと除染が実施される
　　⇒発災現場は混乱しており，完璧な対応は求められない
- 傷病者はすべて救急車で来院する
　　⇒傷病者が近くの医療機関に押し寄せることもある
- 病院には重症者から順番に到着する
　　⇒救急車の搬送は自力の受診よりあとになり得る

このような考えは医療の初期対応を誤った方向へ導くため，イベント医療の特殊性を理解しておく必要がある。

Q3　東京2020大会の期間中，医療と他部署・他機関との コミュニケーションはどう行われたか？

A3　COCの医療統括班は，医療統括責任者が中心となって都市の情報や運営，セキュリティ，ラストマイルやボランティアなどを統括する担当部署から情報を収集し，また都内の救急医療体制を把握することで，事案発生時の初動対応にむけた判断材料の整理，評価，共有に努めた。警視庁や東京消防庁といった初動対応機関とは，リエゾンを介して救急搬送体制などの状況を確認するなど相互に連携した。特殊災害への備えとして各種専門機関に有事の際の協力を依頼し，連日情報の共有を行った。また，MOCとCOCは定時に合同ミーティングを開催して，大会運営と都市対応の両面から医療や各国選手の情報を共有した。

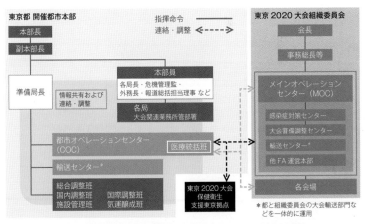

東京2020大会の都市運営および医療統括の構造
〔Appendix A3. より引用・改変〕

Q4 東京2020大会の医療統括はどのように行われたか？

A4 大会期間中は，MOC，COC，各競技会場，選手村，ラストマイルなどに医療チームが配置され，各組織内および組織を超えた連携が行われた。東京都のCOCでは，医療統括班が医療機関の受入体制や災害派遣チームの待機状況を把握し，公衆衛生や気象に関する情報および大会の開催状況などとあわせて評価と検討を行った。すべての情報は医療統括責任者のもとに集約し，これらの情報を整理・統合したうえで，必要に応じて可視化したものを関係各所に発信した。また，感染症や熱中症など事前に予測される事態について，医療上の注意点を選手や観客，運営スタッフに啓発した。

大規模イベントの
医療体制の実際

ACTION CARD

☑ 開催地域の日常的な医療供給に支障をきたさない体制作りが重要です

☑ 著しく医療需要が増すような局面を想定した準備も必要です

☑ 本部機能とその階層構造，各階層が担う基本的な役割と対応について理解しておきましょう

☑ 開催地域のすべての医療機関と医療従事者は，何らかのかたちでイベント医療・救護体制の一端を担っている，という認識をもつことが大切です

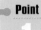

Point 1

備えるべき疾患や状況を想定して その受け皿を確保する

一般傷病	災害	特殊な事態
急病 　内因性疾患， 　持参薬不足など **一般負傷** **歯科** **環境（外因性）傷病** 　熱中症，食中毒など **感染症** 　感冒，輸入感染症， 　性感染症など	**自然災害** 　地震，噴火，豪雨， 　雷，台風，竜巻など **交通機関の事故** 　飛行機，鉄道，船舶， 　自動車など **火災** 　核・放射線，生物剤， 　化学物質，爆発物 **群衆雪崩**	**暴動** **テロ行為** 　爆弾，銃器，刃物， 　車両など **NBC/CBRNE** 　核・放射線，生物剤， 　化学物質，爆発物

	選手・関係者			観客	地域住民	テロ・災害など緊急事態
対象と対応	会場内の選手・関係者専用の医療救護所	選手村などの仮設診療所や指定医療機関	チームドクター・トレーナーなど	会場および会場周辺の救護所や近隣医療機関	地域の医療機関	会場救護所から地域内外の医療機関まで連携

想定すべき傷病や事案と医療の受け皿

▶ 解　説

1. 救護所や選手村診療所は，開催地域の日常の医療提供体制に影響を与えないための方略でもある。

2. 過去のオリンピック・パラリンピックの選手村診療所では，質の高い歯科診療を求める選手の訪問者が多かったことが知られている。

Point 2

主催者およびイベント運営本部の役割を理解する

イベント主催者

イベント運営本部

- 開催にむけた企画・準備から終了後まで一連の調整
- 国，自治体，消防，警察，医師会など各関係機関との情報共有・連絡手段の確保と調整
- 医療・救護計画の策定や会場管理計画などの総合調整
- 関係機関と連携した救急医療体制の確保
- イベント参加者や観客の安全・安心につながる体制構築
- イベント関係者の安全確保や保障に関する調整

会場運営本部　　　会場運営本部

イベントの主催・運営にかかる統括体制

▶ 解　説

1. 主催者は，イベントの企画・準備段階から終了後の報告・フィードバックに至るまで運営に必要な一連の調整を統括し，関係機関との総合的な調整を担う。

2. イベント運営本部は，医療・救護を含む運営に必要なすべての事項で調整の核となることが求められる。会場が複数の場合は各会場間の連絡調整を担う部門も設置する。

3. 本部の担当者が関係機関のカウンターパートを把握しコミュニケーションを確立することが成功の鍵になる。

本部機能のひとつである医療救護統括本部の役割を理解する

イベント運営本部

医療救護統括本部

- 医療・救護活動全般に関する情報収集と集約，各種の調整
- 医療・救護計画における主催者・運営本部との総合的な調整
- 各会場の医療救護本部に対する助言・支援
- 災害や多数傷病者発生を想定した医療の準備と対応の統括

会場医療救護本部　　　　**会場医療救護本部**

イベントの医療・救護にかかる統括体制

▶ 解 説

1. オリンピック・パラリンピック規模のイベントで会場が広域に分散する場合は，会場（開催地）ごとに本部機能を立ち上げる。

2. 医療救護統括本部には，災害や多数傷病者の発生時に医療・救護を統括する能力を有する災害医療コーディネーターなどの医師を配置する。

3. 医療救護統括本部には，各会場の医療救護本部との連携，警察・消防など関係機関との情報共有，活動の記録などの実務を担う事務員を配置する。

**Point
4**

会場運営本部と会場医療救護本部の関係性や役割を理解する

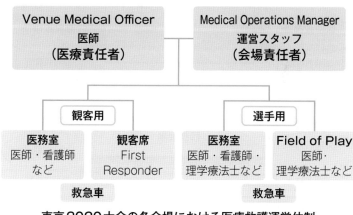

東京2020大会の各会場における医療救護運営体制

〔Appendix A3. より引用・改変〕

▶ 解　説

1. 会場運営本部は会場ごとの統括的な指揮・運営を担うとともに，上位決定機関であるイベント運営本部との連絡調整を行う。

2. 会場医療責任者（会場医療救護本部）は，会場内と会場周辺の医療・救護活動を統括する。また，会場責任者と協力して会場で発生し得る事故や傷病に対する対応策（誘導や案内の設置を含む）を検討する。

3. 事案発生時の迅速な対応のために関係機関との連絡体制および重症者の受入医療機関の確保に努める。

会場の特徴に応じた医療・救護体制とスタッフの配置を整える

Point 5

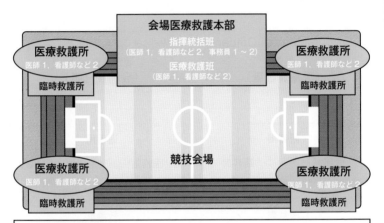

会場医療救護本部
指揮統括班
（医師1，看護師など2，事務員1〜2）
医療救護班
（医師1，看護師など2）

医療救護所
医師1，看護師など2

医療救護所
医師1，看護師など2

臨時救護所

臨時救護所

競技会場

医療救護所
医師1，看護師など2

医療救護所
医師1，看護師など2

臨時救護所

臨時救護所

- 設置する拠点の目安
  会場医療救護本部（指揮統括班1，医療救護班1），医療救護所4カ所
- 必要人員（目安）
  医師6人，看護師など12人，ファーストレスポンダー30人，事務員1〜2人

会場医療・救護体制のイメージ図（観客5万人の場合）

▶ 解　説

1. 米国では，観客5,000〜50,000人あたり最低1人の医師の配置を基本とし，イベントのリスクに応じて増減する。日本では，看護師・救命士などが実施可能な処置内容も考慮して配備する。

2. 英国では，観客45,000人までは救急車1台，それ以上では救急車2台の配備を基本とする。ファーストレスポンダー（心肺蘇生を含む初期対応が可能な者）は観客10,000人までは1,000人あたり1人，それ以上では2,000人あたり1人を配置する。

コア・スキル1

開催地域の医療・救護体制を俯瞰する

【目的】

イベント開催地のすべての医療機関と医療従事者は，会場を中心とした周辺地域一帯の医療・救護体制の一部となる。地域の全体像から，各々の役割や連携のあり方を理解する。

【イメージ】

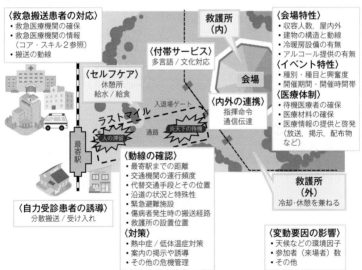

〈救急搬送患者の対応〉
• 救急医療機関の確保
• 救急医療機関の情報
 （コア・スキル2参照）
• 搬送の動線

〈セルフケア〉
休憩所
給水／給食

〈自力受診患者の誘導〉
分散搬送／受け入れ

救護所
（内）

〈付帯サービス〉
多言語／文化対応

会場

入退場ゲート

ラストマイル

〈内外の連携〉
指揮命令
通信伝達

人の滞留　通路　炎天下の待機

最寄駅

〈動線の確認〉
• 最寄駅までの距離
• 交通機関の運行頻度
• 代替交通手段とその位置
• 沿道の状況と特殊性
• 緊急避難施設
• 傷病者発生時の搬送経路
• 救護所の設置位置

〈対策〉
• 熱中症／低体温症対策
• 案内の掲示や誘導
• その他の危機管理

〈会場特性〉
• 収容人数，屋内外
• 建物の構造と動線
• 冷暖房設備の有無
• アルコール提供の有無

〈イベント特性〉
• 種別・種目と興奮度
• 開催期間・開催時間帯

〈医療体制〉
• 待機医療者の確保
• 医療材料の確保
• 医療情報の提供と啓発
 （放送，掲示，配布物など）

救護所
（外）
冷却・休憩を兼ねる

〈変動要因の影響〉
• 天候などの環境因子
• 参加者（来場者）数
• その他

開催地域の医療・救護体制の構築にかかる要点

〔Appendix A1，F2．ほかから作成〕

コア・スキル2

会場近くの医療機関情報を把握する

【目的】

　会場近くの医療機関は個々の診療を維持・強化することが大切で，イベント主催側はこれらの医療機関情報を十分に把握し整理しておく必要がある。

【概要】

　主催者は，会場近くの医療機関から以下の情報を収集し，できるだけ一覧化，可視化して，最大限の医療確保に努める。

- 診療時間帯とイベント開催時間帯との関係
- 診療科目（標榜科）および対応可能な診療分野
- 病床数と稼働状況
- 救急応需状況とサージキャパシティ
- 特殊な傷病への対応可否（重症外傷，熱傷，テロなど）
- 他言語への対応可否

　医療機関は，受診者の急増や開催期間中の災害発生などに備えて，以下の事項に留意し準備を進める。

- 病院のインフラの安定性
- 診療体制および当直体制
- 救急搬送および自力受診の経路設定
- 緊急時連絡系統の確立，最大対応可能数（サージキャパシティ）の拡大，医薬品・医療材料の備蓄

Q&A

Q1　会場の医療救護所に配備する資器材の量に目安はあるか？

A1　東京都のガイドラインは，過去の大規模な事案を参考に「総観客数の1％」の傷病者発生を見込んだ医療・救護資器材の確保を提示している。

傷病者発生割合の想定と確保する医療・救護資器材量の目安

	全傷病者	中等症	重症
傷病者発生割合（想定）	総観客数の1％	全傷病者の40％	全傷病者の10％
資器材確保量の目安（観客5万人の場合）	500人分	200人分	50人分

Q2　ラストマイルとは何か？　その医療対策の問題は何か？

A2　最寄駅からイベント会場までの道のりを「ラストマイル」という。イベント開催時のラストマイルには，駅の一般利用者に加えて外国人を含む多数の観客が詰めかけるため混雑が見込まれる。会場の外は主催者による医療・救護体制の「管

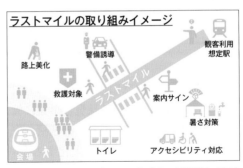

ラストマイルの取り組みイメージ

警備誘導　　路上美化　　救護対象　　観客利用想定駅　　案内サイン　　暑さ対策　　トイレ　　アクセシビリティ対応

〔Appendix C1．より引用・改変〕

轄外」のため，ここで発生する傷病者への対応は地域の課題となる。東京2020大会では，アクセスが限られる湾岸エリアで救急車両専用道路を設定したほか，水上からアプローチする救急艇を活用した取り組みも行われた。

Q3　長期開催型のイベントで気をつけるべき点は何があるか？

A3　イベントは，曜日や季節，天候などによって来客数が増減するため，精緻な予測に基づく体制の強化が重要になる。

2005年の愛知万博は期間中に計21,121人が会場の医療救護施設を訪れており，平均利用者数は114人／日であったが，夏場の8月には149人／日に増加していた。イベント開催期間が長く季節変動を伴う場合には，季節特有の環境要因への配慮も必要となる。

Q4　特殊災害事案に対応するための体制はどう確保できるか？

A4　NBCやテロ災害，またはそれが疑われる事象への初動対応はきわめて難しい。

ラグビーワールドカップ2019においては，特殊事案の初動対応を支援するため日本医師会がワンストップ窓口を設置した。都内3つの救命救急センターの救急・災害医療専門家を一次窓口，災害種別の専門機関を二次窓口として，開催期間中の特殊災害事案に備えた。このような窓口の設置は，対応者の不安の払拭や安全確保に寄与し，有事の初動対応の効果を最大化すると考えられる（Appendix C3参照）。

病院セキュリティ

ACTION CARD

☑ 病院もテロの標的となります

☑ まず関係者が一堂に集まる体制を作りましょう

☑ 関係機関や地域住民との連携を強めましょう

☑ 不審者・不審物に対する意識を高めましょう

☑ アクションカードを作成して初動対応を「見える化」
しましょう

☑ シミュレーションを行うことで体制を確認し，課題
を整理して修正を図りましょう

病院はテロの標的にされているため
セキュリティ対策が不可欠である

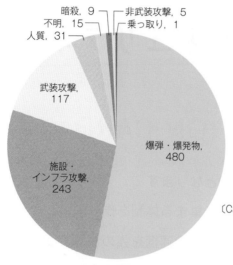

暗殺, 9 — 非武装攻撃, 5
不明, 15 — 乗っ取り, 1
人質, 31

武装攻撃, 117

施設・
インフラ攻撃, 243

爆弾・爆発物, 480

この期間において
137 を超える
テロリストグループが
**医療施設を対象に
世界 74 カ国で
901 件のテロ行為**
を実行していた

〔Cavaliere GA, et al：Terrorist attacks against healthcare facilities：A review. Health Secur 19：546-550, 2021. より引用・改変〕

1970〜2018年に医療施設を対象に実行されたテロ行為（手段別）

▶ 解 説

1. 毎年，世界のどこかで病院がテロの標的とされており，その数は増加傾向にある。病院のセキュリティ対策は不可欠である。
2. テロは内部の人間によって引き起こされることがある。
3. テロを未然に防ぐためにはテロを起こしにくい環境を作ることが重要である。「見せる」警備や日常業務の管理の徹底，初動体制の整備に努める。

Point 2 病院の危機管理体制を整える

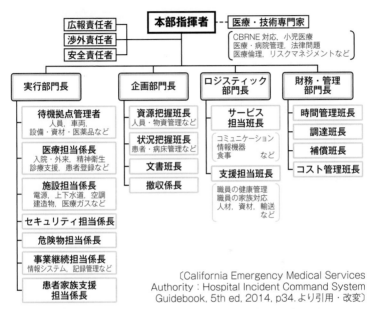

〔California Emergency Medical Services Authority：Hospital Incident Command System Guidebook, 5th ed, 2014, p34. より引用・改変〕

病院インシデントマネージメントチーム（HIMT）の概要

▶ 解　説

1. 米国で開発されたインシデント・コマンドシステムは，災害や事件など緊急事態が発生した際の標準化された組織マネジメント手法のひとつである。
2. 関係者が一堂に会して議論する体制（委員会など）を整える。
3. テロを起こさせないための予防対策と，起きたときの初動対応の2つの体制を構築する。

Point 3

有事の関係機関との連携について全体像を把握する

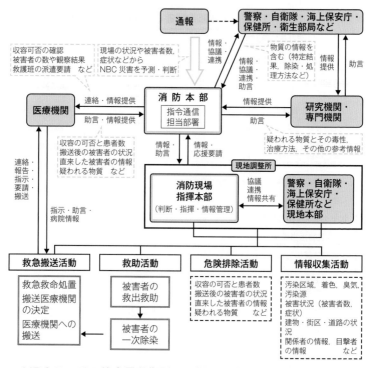

NBCテロその他大量殺傷型テロ対処現地関係機関連携モデル

〔Appendix C2. より引用・改変〕

▶ 解　説

1. 病院セキュリティに関わるような危機事態においては, 病院外の多組織との連携が欠かせない。

Point 4

全職員で不審者や不審物の
イメージを共有しておく

不審者の例

不審物の例

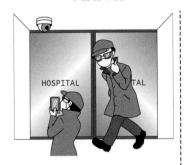

• 火薬や薬品の臭い
• 中から機械音

カチッ
コチッ

• 隠されている

• シミや汚れの付着
• 粉が漏れている

• 不自然な行動，場所や気候
　にそぐわない格好
• 周囲を気にしながら施設の
　様子をうかがっている
• 警備システムの状況を確認
　している

送り主不明

• 覚えのない郵便物
• 住所や宛先の間違い

• 放置されている
• 持ち主が不明

不審者と不審物の特徴

▶ 解　説

1．身分証明書の提示を拒否する，メモを見ながら身分を記載する
　　など様子がおかしいときはまず声をかけることが重要である。

2．必要以上に頑丈な梱包，送り主の住所と一致しない発送地域，
　　内容物の記載と一致しない形状や重量の郵便物は，不審物の可
　　能性があるため警戒する。

テロを未然に防ぐ備えと，テロが発生したときの初動体制を構築する

テロの予防と初動対応に欠かせない体制の要点

警備・通報	• 常に警戒が行われていると印象づける「見せる」警備の実施 　（目につく場所の防犯資器材，ポスター，デジタルサイネージなど） • 見回りの強化（コースや時間はできるかぎりランダムに） • 職員，関係者，外来者の区別と通行証着用の徹底 • 来訪者（とくに通行証・面会証非着用者）への挨拶・声かけと用件確認 • 施設敷地内車両進入・駐車の制限，および入場車両の管理と記録 • 不審者・不審物発見時の即時通報とそれに必要な通報先の明示 　（近隣住民や患者からの情報は些細な内容でも通報を検討） • 一斉メールや連絡システムを用いた職員間の迅速な情報共有
施設・設備	• 出入口を限定して不要な扉は施錠 • ID認証ロックのパニックオープン・クローズに関する条件設定 • 非常口や避難経路の点検・確認 • フェンスや壁，鍵などの施設破損個所の補修 • 郵便物受取窓口の一本化 • 日常的な整理整頓の徹底（不審物を発見しやすい環境作り） • 施設備品（消火器，AEDなど）の設置場所と設置数の管理 • 医薬品保管場所の施錠，医薬品調剤工程の監視強化 • 有害物質の混入リスクが高い井戸や貯水・配水施設などの保護 　（立入作業者の限定および監視強化） • 施設関連車両の確実な施錠と駐車場所の監視・巡回
啓発	• 避難経路や避難場所などの検討・掲示・誘導訓練（多言語化を含む） • 安全な避難を促す情報伝達のあり方の検討（アナウンス雛型など）

▶ 解 説

1. テロが院内で発生することを想定して，予防・警備の観点を盛り込んだ対応計画を作成する。
2. テロ事案の専門機関を交えて体制を検討するとよい。

コア・スキル1

テロ予告を受けたときの対応を整理しておく

【方法】

テロ予告はいつも突然である。あわてないように，聞き取って記録すべき項目の一覧をすぐわかる場所に配置しておく。

テロ予告電話聴取確認事項　チェック表

電話受理者

1　予告電話を受けた時間　　月　　日（　　）午前・午後　　時　　分
2　録音装置があればスイッチを入れる
3　相手からの聴取事項（できるだけ多くの質問をしてください）

いつ実施するのですか。
どこで実行するのですか。
どんなことをするのですか。
あなたが実行するのですか。
なぜ，そのようなことをするのですか。
どうすれば中止できるのですか。
あなたの名前を教えてください。
あなたの住所を教えてください。
あなたの電話番号を教えてください。
あなたの年齢を教えてください。

4　電話を切った時間　　月　　日（　　）午前・午後　　時　　分
5　相手の情報
　○性別　　　　　男性　・　女性　・　不明　／　○年齢層＿＿＿＿歳　～　＿＿＿＿歳くらい
　○声の特徴
　　＊該当する項目にチェックをしてください

録音メッセージ	ゆっくりな口調	早い口調	怒鳴り声
泣き声	高い声	低い声	かすれ声
咳き込んでいる	どもっている	方言がある	鼻声
興奮している	片言の日本語		
その他（			）

　○背景の音
　　＊該当する項目にチェックをしてください

静か		電車の音		車の音		人の声	
動物の声（			）	放送音（			）
音　楽（			）	機械音（			）
その他（							）

テロ予告電話聴取・確認事項チェック表（例）

〔Appendix C4. より引用・改変〕

HQ (Headquarter)

Scene

Course curriculum

Appendix

コア・スキル2

院内テロ対応アクションカードを作成する

【目的】

　不審者や不審物を発見したときの対応，院内テロが発生した際の職員の初動など，緊急対応を安全かつ確実に行うためにアクションカードを作成する。

【方法】

　簡潔で見やすく，要点をおさえたアクションカードを作成する。

院内テロ対策アクションカード

不　審　者

- ☐ **不審者を発見したらすぐ警察（110番）に通報！**
- ☐ **患者や来院者からの不審者情報もすぐ警察に通報！**
- ☐ **院内〇〇コード（XXX）で一斉放送！（職員間で共有）**
- ☐ **院内クリアランスの要領に従って行動を！**

　警察への通報は，上級者への報告より優先！

◎**不審者とは**
- 不自然な行動をしている（同じ場所を行ったり来たり，など）
- 普段見ない車両が長時間にわたって駐車している
- 場所や気候にそぐわない格好をしている
- 周囲を気にしながら施設の様子をうかがっている
- 施設周辺でメモや録音，写真や動画を撮影している
- 防犯カメラの向きなど警備システムの設置状況を確認している
- 身分証明書の提示を拒否する
- メモを見ながら身分を記載している，など

不審者を発見した場合のアクションカード（例）

〔Appendix C4. より引用・改変〕

コア・スキル３

シミュレーションを実施する

【方法】

典型的なシナリオとして，爆破テロ，殺傷テロ（刃物・銃），車両による突っ込みテロなどがある。有事の際の連携を意識して，警察や消防と一緒にシナリオを作成することが望ましい。

目的	院内発生テロ発生事案を想定し，初動対応や救護活動などの訓練を関係機関と合同で行うことで，連絡・連携体制の確立を含め対応能力の向上を図る。		
日時・場所	○月○日　14時00分〜14時30分　　○○病院正面玄関前		
参加機関	○○病院，××警察署，△△消防署		
シナリオ	1：爆破テロ	2：刃物殺傷テロ	3：車両突っ込みテロ
	正面玄関受付で職員が来院者の案内中に，玄関ロビーのソファーで30歳代の男が突然「何もかもぶっ壊してやる」と叫び出した。職員は，警備室に連絡してから男に声をかけると，男は意味不明な言動を繰り返し，駆けつけた警備員を見て激昂し「これは爆弾だ!!」と言いながら手製爆弾のようなものを掲げた。	男女2人が正面玄関から入るなり，それぞれ手に持ったサバイバルナイフで次々とそこにいる人たちを切りつけていった。悲鳴を聞いた職員が駆けつけ，数人が出血して倒れているため110番通報とエマージェンシーコールをした。目撃者から，切りつけた男女はさらに病棟に向かったとの情報を確認した。	病院救急車を入口前に停車させてハッチドアを開けていたところ，男が急に乗り込んできた。運転席に居座った男は救急車を急発進させて，タクシー用ロータリーから歩道に乗り上げて歩行者を次々と轢いた。その後，正面玄関からロビーに突っ込んで座っている人たちを跳ね飛ばして停車した。男は走って病院玄関から外へ逃げた。
負傷者	赤3人，黄5人，緑8人	赤3人，黄6人，緑5人	赤5人，黄10人，緑10人
訓練要員（病院職員）	医師11人（統括1人，トリアージ5人，処置5人），看護師10人，警備員2人，事務2人，ロジ2人，搬送担当6人，犯人1人	医師7人（統括1人，トリアージ2人，処置4人），看護師4人，警備員2人，事務2人，ロジ2人，搬送担当6人，犯人2人	医師12人（統括1人，トリアージ5人，処置6人），看護師10人，警備員4人，事務2人，ロジ3人，搬送担当6人，犯人1人
訓練内容	警察・消防への通報，院内対応部署への通報，警察の緊急配備への協力，救護スペースの確保と救護所の立ち上げ，負傷者のトリアージ・救出・救護・搬送，不審者や犯人の確保・制圧と不審物の処理に関する初動措置　など		

シミュレーション訓練の概要とシナリオ（例）

〔Appendix C4．より引用・改変〕

Q & A

Q1 「見せる」警備の具体例にはどのようなものがあるか？

A1 病院は警戒を実施している状況を積極的に見せるとともに，来院者に対して不審者・不審物の発見，通報の協力を呼びかけることで，テロリストに対する威嚇効果を高めることができる。

具体的な対策として以下のようなものがある。

- 警備員による警戒態勢を明示した巡回警備
  - 例：「警戒中」と記した腕章やゼッケンの着用
- 警備員による手荷物検査の実施
  - 例：手荷物確認を行う旨の案内表示
- 警察機関との連携を明示
  - 例：「警察官立寄所」などのステッカーの掲示
- 夜間における屋内外の照明点灯
  - 例：屋外照明の常時点灯やセンサーライトの使用
- 不審者・不審物に対する警戒強化の放送・表示
  - 例：施設の電光掲示板に「テロ警戒実施中」や「防犯カメラ作動中」などのメッセージを表示
- 不審者・不審物発見時の協力の要請
  - 例：不審者・不審物への注意を喚起し，発見時の通報・連絡への協力を呼びかける掲示や放送を実施

外国人対応

ACTION CARD

☑ 大規模イベントでは，普段から外国人の診療に慣れていない施設も対応を迫られます

☑ 医師の応召義務は，人種や国籍，言語によって回避されません

☑ 日本語によるコミュニケーションが難しい場合の補助・代替手段を把握しておきましょう

☑ 翻訳サービスやアプリなど，活用できるツールを確認しておきましょう

☑ 公表されているガイドラインや資料を参考にして，受け入れの準備を整えましょう

コロナ禍の空白期間を経て，訪日外国人数はさらなる増加が予測される

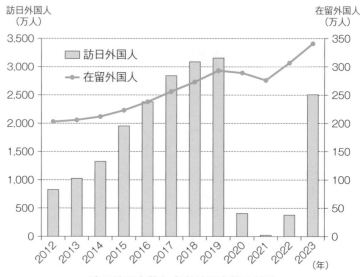

訪日外国人数と在留外国人数の推移

〔訪日外国人数：日本政府観光局，在留外国人数：出入国在留管理庁．をもとに作成〕

▶ 解 説

1. 国内に滞在する外国人は，在留外国人と訪日外国人に分類される。

2. 訪日外国人は2018年に3,000万人を超えた。"コロナ禍"の空白期間を経て，2023年9月はコロナ禍前の水準を上回った。

3. 国際イベントの開催は，外国人の訪問を増やすきっかけとなる。地域の医療機関は，普段と異なる頻度や割合で外国人患者が受診することを想定しておく必要がある。

Point 2　訪日外国人の病気やケガ，医療保険の事情を把握しておく

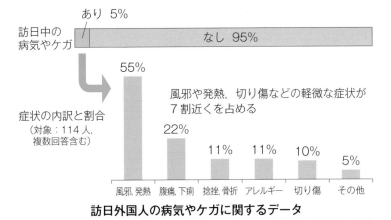

訪日外国人の病気やケガに関するデータ

〔国土交通省：訪日外国人旅行者の医療に関する実態調査．をもとに作成〕

▶ 解　説

1. 訪日外国人の旅行保険加入率は約74％と報告されている。
2. 厚生労働省の全国調査によると，訪日外国人の外来診療の実績がある病院は約10％で，外国人患者の受入マニュアルを整備している病院は約7％にとどまっている。
3. 医療費の支払いなどをめぐって普段とはまったく異なる対応を求められることがある。医療機関は，安心・安全な医療提供のために対応マニュアルを整備しておくとよい。

外国人が病院でもっとも困ることは言葉のコミュニケーションである

日本語を完全に理解できる	→	• 通常の日本語対応 （必要に応じて補助的な資料を活用）
日本語を部分的に理解できる	→	• やさしい日本語を使った対応 • 補助的な資料の活用

日本語を理解できない	英語を理解できる	→	• 英語話者による対応 • 補助的な資料の活用 • 通訳のサービスやアプリを活用
	中国語・スペイン語・ポルトガル語などを理解できる	→	• 各国言語話者による対応 • 補助的な資料の活用 • 通訳のサービスやアプリを活用
	希少言語しか理解できない	→	• 大使館・領事館などのサポートを依頼

日本語の理解度に応じたコミュニケーション手段

▶ 解 説

1. 日本語をどの程度理解できるかによって手段を変えるとよい。

2. 3カ月以上の滞在資格をもつ在留外国人は日本語を概ねまたは完全に理解できる者も多く，やさしい日本語を使ったり，補助的な資料を活用するとよい。

3. 日本語が理解できない外国人患者の受け入れを想定して，あらかじめ多言語の説明資料を用意できれば理想的である。

Point 4

多言語案内や医療翻訳による支援を活用する

資料	ツール	サービス
外国人向け多言語説明資料 ・円滑な受け入れを目的として多言語で作成されている ・診療の各段階で必要な説明・同意書類をあらかじめカスタマイズして用意しておける （コア・スキル1参照） ・日常的に利用できる	**音声翻訳端末** ・小型の専用端末が広く流通している ・多言語対応，オフライン対応，同時通訳など端末によって特色がある **スマホアプリ** ・情報通信研究機構が開発したVoiceTra®や汎用性の高いGoogle翻訳機能など，多様なアプリが活用できる	**医療翻訳サービス** ・さまざまな団体のサービスがある ・有料のものも多いが医師会員向けに無料提供されているものもある **希少言語対応の遠隔通訳サービス** ・収益につながりにくい希少言語のサービスを厚生労働省の委託事業で実施している （Appendix D8参照）

多言語対応に活用できる手段とその特徴

▶ 解　説

1. 外国人対応に関する資料やツール，サービスの活用方法について，イベント開催前の訪日にも対応できるように十分な準備期間をもって準備しておく。
2. 東京2020大会では，絵で伝えるピクトグラムが話題となった。言語を補助する視覚的な手段も有力なツールである。
3. 日本医師会は，医師会員むけに無料で医師賠償責任保険医療通訳サービスを提供している。また，2024年1月からは医師会員以外も無料となる災害時遠隔医療通訳サービスを開始した（Appendix D7参照）。

訪日外国人対応で収集すべき情報を整理しておく

訪日外国人対応で収集すべき情報

項目	要点と注意点
個人情報	名前（アルファベット表記） 本国での住所 国籍
言語	母国語および母国語以外に対応可能な言語
滞在関連	日本での住所（または滞在先） 連絡先電話番号 滞在期間
保険 / 支払い	公的医療保険または旅行保険の有無と名称 医療費の支払い方法
宗教	宗教上の要望
関係者	宿泊事業者や知人など付き添い者の有無と連絡先

▶ 解 説

1. 受付対応のチェックリストや多言語の説明資料が公表されている（コア・スキル1，2参照）。
2. 医療保険制度の健全な運営，患者の医療安全，犯罪被害の防止などの観点から本人確認は重要である。
3. 必要性が高いと認める場合には，本人確認書類の提示を求める。ただし，トラブルを防ぐために国籍などによる「恣意性」の排除は重要である。
4. 医療機関むけのマニュアルを参考に，確認すべき項目と手順を整理しておくとよい（Appendix D1 参照）。

コア・スキル1

訪日外国人対応の受付チェックリスト

【使用方法】

外国人患者が受診したら，以下の手順に沿って対応する。

- ☐ **①言語を確認する**
  - 指さしツールなどを活用する
  - 翻訳のツールやサービスの活用を検討する

- ☐ **②来院目的を確認する**
  - 文化的な違いなどから日本で対応できない要望をもって受診することもある

- ☐ **③診療申込書を記載してもらう**
  - 多言語説明資料などを用いて確実な説明と情報収集に努める（コア・スキル2参照）

- ☐ **④本人確認を行う**　（差別とならないように恣意性は排除）
  - 支払いの観点からは，必要に応じて同行者やツアー会社などの情報も取得するとよい

- ☐ **⑤医療費の目安を伝える**
  - 総額を提示，診察とそれ以外の費用をわけて提示，などの方法がある
  - 診察結果で必要な処置が決まるため，実際の費用は目安と異なることについて必ず説明する

- ☐ **⑥支払い方法を確認する**　（現金，クレジットカード，電子決済など）
  - 海外旅行保険の利用希望がある場合は要注意（Q&A 2参照）

- ☐ **⑦医療費に関する要望を確認する**
  - できるだけ保険の補償範囲に納めたい，目安の医療費を超える検査や処置があれば事前に教えてほしい，などさまざまな要望が聞かれる

- ☐ **⑧再確認**　（①〜⑦に漏れや問題がないか）

訪日外国人対応の受付チェックリスト

〔Appendix D1. より引用・改変〕

HQ
(Headquarter)

Scene

Course
curriculum

Appendix

多言語説明資料を活用する

【概要】

言語別，シーン別の医療機関における説明・同意書類のテンプレート（日本医療教育財団作成・改訂）を活用する。

【種類】

●言語：英語，中国語，韓国語，ポルトガル語，スペイン語

　　　　※2022年7月にウクライナ語資料も追加

●シーン：受付（外来，入院，会計），問診票（診療科別）

　　　　　検査・治療など（CT検査，輸血，麻酔，手術など）

【その他】

●PDF版と，用途にあわせて改変可能なWord/Excel版がある

●自施設の状況にあわせて内容と使用方法を決めておく

　※実際の使用にあたっては個別医療機関の責任のもとで活用すること

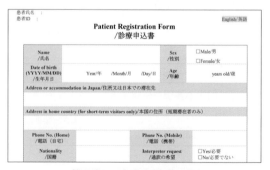

英語版・診療申込書の例

〔Appendix D2. より部分引用〕

Q&A

Q1　外国人患者に対しても医師法上の応召義務はあるか？

A1　外国人患者も日本人患者と同様に判断するのが原則であり，応召義務が適応される。患者の人種，国籍などを理由に診療しないことは正当化されない。また，文化の違いや言語の違い，帰国後に本国で医療を受けることが可能なことのみを理由として診療しないことも正当化されない。

Q2　医療費の請求や支払いで注意すべき点は何か？

A2　診療開始前に医療費の目安を提示して，診療開始の意思を確認することが重要である。医療費に関する要望と支払方法についても事前に確認する。患者に海外旅行保険を利用する希望がある場合，まずは患者本人から保険会社へ連絡させる。海外の保険機関から領収書の内訳を問われることがあるので，支払い後は領収書とともに明細書を発行することが推奨される。帰国後の医療費回収は難しいため帰国前清算の徹底が望まれる。治療費が高額になることが予想される場合はデポジット（前払い）の請求も考慮する。その際は理解可能な言語でしっかり説明し，金額に合意を得たうえで受け取り，受取証明書を渡す。20万円以上の不払いについては，厚生労働省の訪日外国人受診者医療費未払情報報告システムがある（Appendix D5参照）。

Q3 自施設で診療できない（救護所から医療機関を紹介しなければならない）ときに医療機関を探す方法はあるか？

A3 厚生労働省は，都道府県が選出した外国人患者の受入拠点の情報から「外国人患者を受け入れる医療機関の情報を取りまとめたリスト（医療機関リスト）」を作成している（Appendix D3参照）。自施設で対応困難なときはリストで紹介先を検討することができる。

　救護所を設置する際は，あらかじめこれらの情報を整理しておく。リストはExcelファイルで作成されており，対応言語，診療科目，キャッシュレス決済の導入有無などからも検索できる。例えば2025年に大阪・関西万博が開催される大阪府では，病院，クリニックなど合わせて124の医療機関が登録されている（2024年4月末現在）。

Q4 国際医療搬送が必要になったときはどうすればよいか？

A4 保険会社が介入している場合は保険会社と，介入していない場合は現地の医療機関や航空会社，大使館などと，搬送方法を調整する。

　航空搬送手段には商用機とチャーター機があるが，費用面で商用機が選択されることが多い。航空機には医薬品，医療機器，バッテリーなどの持ち込みに制限があることに注意する。搬送先で日本の医師免許が有効でない場合には，現地の医療チームと連携する必要がある。国際医療搬送を専門に扱うクリニックや救急サービスも存在するが，対応する言語や状態，費用などはさまざまである。

Scene

想定される事態と
最低限の決まりごと

ACTION CARD

☑ 地域の特性や日常的な課題は，イベントで発生する
事態やその起こりやすさに影響します

☑ 一人ひとりが決まりごとを知っておくことで，事態
の予防と，被害の拡大防止につながります

☑ 異常を察知したとき，とっさに正しい行動ができる
ようになりましょう

☑ 組織的に対応するためにはCSCATTTの原則が役
立ちます

☑ 不測の事態に際しては，自らの安全確保を第一とし
てください

不測の事態で被害を受けるのは一般市民である

ソフトターゲット

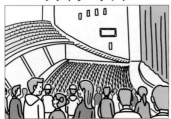

コンサートホール，スタジアム，
ショッピングモール，駅・空港など

ハードターゲット

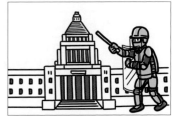

国会議事堂，空港（保安区域内），
発電所，自衛隊基地など

公的な治安機関の警備はない	**警備**	警察や自衛隊の警備・監視がある
不特定多数者が集合する	**対象**	特定の許可された者のみ立入りできる
テロリストの侵入防止が困難な公共空間	**防御**	テロリストの侵入を防ぎやすい制限区域

テロリストにとって…
- 比較的容易な標的
- 労力対効果が高く，狙いやすい

テロリストにとって…
- 比較的困難な標的
- 労力対効果は低いが，成功すると影響大

テロの標的となる施設の特徴

▶ 解 説

1. テロリストは恐怖を生むことが最大の目的であり，比較的容易に多くの犠牲者を出すことができるソフトターゲットがテロの標的となりやすい。

2. ボストンマラソン爆弾テロ事件（2013年），パリ同時多発テロ事件（2015年），モスクワ郊外銃撃テロ事件（2024年）など，世界にインパクトを与えたテロ事件はいずれも一般市民が標的とされた。

Point 2

開催地域が日常的に抱える
リスクの影響を考慮する

イベント種別　　　開催期間 / 開催時期

自然要因

地震，台風，洪水，火山噴火，雪崩，竜巻
感染症流行　など

← 会場の
位置や
構造

-------------- 地域コミュニティ --------------

技術関連要因	**人為的要因**
火災，ダム決壊	爆弾テロ
有害物質放出	化学テロ，生物テロ
パイプライン破裂	サイバーテロ
輸送事故・公共交通機関事故	核・放射線テロ
公共事業の途絶　など	銃乱射事件　など

← イベント
の活動
レベル

地域が抱えるリスク × イベントのリスク ＝ 想定すべき事態

▶ 解　説

1. 大規模なイベントでは，参加者はもちろん，観客，地域住民，
   そして地域のインフラなどにもリスクが及ぶ。
2. 地域の地理的条件や都市構造によって，同じイベントのリスク
   であってもその起こりやすさや被害の規模は変わる。
3. テロ以外にも，駅の混雑や商業施設の火災など，不特定多数が
   集まるところにはより大きなリスクが潜んでいる。

異常を察知したときの
最低限の対応を知っておく

爆発音がしたら…（Scene, Chapter 3 参照）
- 音に背を向けて姿勢を低くし，身を隠して頭や顔を守る
  （適当な場所や物がなければ，カバンや雑誌で守るだけでもよい）
- 耳と目を保護する
- 煙や粉塵を吸わないように口をハンカチなどで覆う
- 次の爆発が起こり得ることを想定して，風上や高台へ逃げる

銃声が聞こえたら…
- 姿勢を低くし，音が続くあいだは静かに様子をうかがう
- 音と反対方向に逃げる
- 逃げられないときは，丈夫な遮蔽物に隠れる

刃物を持った暴漢に出くわしたら…
- 逃げることを最優先とする
- 周囲の人や警備関係者，警察に危険を知らせる
- 逃げられないときは，身体に届かない距離を保つ
- 迫られたときは，あらゆるものを盾に防ぐ

瓦礫に閉じ込められたら…
- 体力の消耗を防ぐため，何かを叩いて音を出す
- 大声を出すと粉塵を吸い込む可能性もある
- 引火・爆発の可能性があるため火気厳禁である

異常を察知したときの，とっさの対応

▶ 解　説

1. 悲鳴や怒号が聞こえるなど異常を察知したら，まずは身構えて
   次の変化に備え，逃げる（準備をする）ことが重要である。

Point 4

CSCATTTの概念を理解して 大規模な事故や災害に備える

組織的なマネージメントにかかる4原則

C	command & control	指揮＆統制
C	safety	安全
C	communication	情報伝達
A	assessment	評価

医療行為に関連した3原則

T	triage	トリアージ
T	treatment	治療
T	transport	搬送

大規模事故・災害における医療対応の原則：CSCATTT

▶ 解 説

1. 医療機関でも救護所でも，有事の対応の原則は変わらない。指揮系統を確立して，主要な連絡先をリスト化し，チーム（人員）構成と活動状況，問題点，時系列情報（クロノロジー）を随時確認・共有するための環境を整えることが大切である。

2. 医療が劣勢なときは，最大多数に対して最大の効果を得るためにまずトリアージを行い，限られた医療資源を投入すべき傷病者を選別し，治療と搬送の優先順位を決定する。

Point 5

いちばん大切なことは
自らの安全を確保することである

第1優先： 自分自身 "Self" の安全確保

- 相応の知識と装備を身につけること
- 安全な行動を理解し，関係機関と協働できること

第2優先： 現場 "Scene" の安全確保

- 活動拠点や活動現場の安全を確保すること

第3優先： 要救助者 "Survivor" の安全確保

- 安全な環境で必要な処置・治療・保護を提供すること

医療・救護活動の安全における3つのS

▶ 解 説

1. 医療・救護活動において絶対に二次災害を起こしてはならない。そのために，なによりも自分自身の安全確保を最優先とする。

2. 日常と異なる状況において，使命感は冷静な判断を鈍らせ，安全への意識を疎かにする。安全の専門家ではない医療従事者にはことさらに，危険や無理に対して冷静な判断が求められる。

コア・スキル1

時系列情報の整理の仕方を学んでおく

【意義】

　医療機関か救護所かを問わず，発災直後から時系列で情報を把握，整理，共有することは活動の成否を左右する。

【要点】

● 時系列に沿った情報管理手法（クロノロジー）を，有事における組織内の情報共有で活用できるようにしておく。

● 記録には，指示した内容や予定事項も含める。

● 記録担当要員を配置するとよい。

● クロノロジーやその他の情報から，需要・供給，傷病者，その他全般について定期的に問題や課題を抽出し，評価と分析を加えてその後の計画と行動に反映させる。

クロノロジーの記載　（例：発災直後の医療機関）

時間	発信元	発信先	内容
9：10			院内対策本部立ち上げ
9：17	A事務員	都・保健医療局	都庁に電話するもつながらず
9：20	主催者（医療統括・B医師）	C事務員	傷病者受入可否の確認あり 二次救急は通常対応可と回答
9：22			院長が本部到着
9：30	D医師	C事務員	医療救護班の準備完了
9：32			〔評価分析〕 （1）本部機能 　・人員OK，器材OK，連絡先… 　　・…

一次トリアージの基本をおさえる

【意義】

　医療資源が傷病者の数に見合わない（需給バランスが崩れている）場面は，トリアージを行って対応に優先順位をつける。

【方法】

●一般的に，短時間で実施できるSTART法変法を用いる。
●トリアージタッグに区分と情報を記載して傷病者に装着する。
●時間の経過や容態変化に応じて繰り返し実施する。

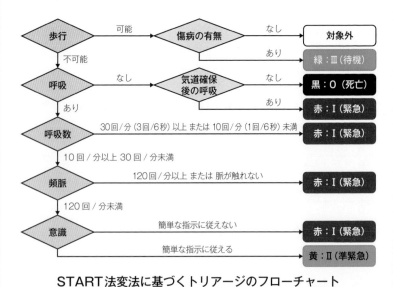

START法変法に基づくトリアージのフローチャート

Q&A

Q1　特殊な事案や災害の発生現場に居合わせたとき，気をつけるべきことは何か？

A1　まずは異常を察知したときの初動対応に留意して，身の安全を守ることを最優先とする。そのうえで通報と情報共有により対応のスイッチを入れる。ただし，発災原因は1つだけとは限らず，犯人も1人だけとは限らない。爆弾は1個だけとは限らず，凶器も1種類だけとは限らない。次なる危険がある前提で行動することが重要である。

Q2　トリアージタッグの使用方法で注意点はあるか？

A2　トリアージタッグには，傷病者の個人情報，傷病名，傷病状況（人体図），特記事項などを書き込む。ボールペンで記載して，誤記については二重線で消して書き直す。タッグは3枚つづりになっており，1枚は災害現場用，2枚目は搬送機関用，3枚目（本体）は収容医療機関用となる。

　傷病者の状態が変化したら，古いタッグに追記するか，古いタッグはそのままで新しいタッグに記載する。このとき，古いタッグは外さず上から追加で装着する。

　装着部位は原則として傷病者の右手首とするが，不可能なときは②左手首，③右足首，④左足首，⑤首の順で装着できる部位を探す。

Q3 過去のテロ事件から得られた教訓には何があるか?

A3 ボストンマラソン爆弾テロ事件(2013年4月15日,死者3人,負傷者282人)では,現場死亡を除き,搬送された傷病者がすべて救命された。その最大の理由は,迅速な分散搬送にあったといわれている。最初に発災の一斉通報を行った以降は,個別の受入要請なしに傷病者を救急搬送した。これは,救急医療機関の配置と,事前の医療計画によってなし得た部分も大きい。

パリ同時多発テロ事件(2015年11月13日,死者130人,負傷者300人以上)では,カマンベールプランといわれる同時多点対応計画が効果を発揮した。あらかじめ市内を3分割して各セクターごとに医療を同時編成しており,緊急度の高い傷病者はセクターの中核病院へ,ほかは緊急度に応じて順次周辺部の病院へ搬送されるトリアージが機能した。現場に医療チームを集中投入させずに,影響のないセクターに属する医療チームは事態の安定化まで待機させた。通信の混乱にも左右されず,事前計画に基づいた傷病者搬送が実施された。

爆傷と銃創

ACTION CARD

爆発音，銃声，閃光を感じたら…

☑瞬時に背中を向け，身を伏せましょう

☑耳と目を防護し，物陰や窪地に身を隠しましょう

☑爆発はもう一度起こる可能性が高いです

☑決して，あわてて救助に向かってはいけません

☑四肢から噴出性に血が出ていたら，速やかに止血帯
（ターニケット）を巻きましょう

爆弾テロは，テロのなかで もっとも蓋然性が高い

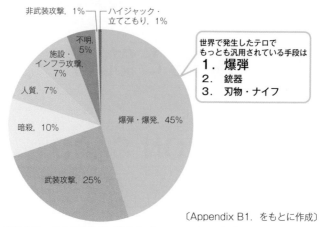

非武装攻撃，1%
ハイジャック・立てこもり，1%
不明，5%
施設・インフラ攻撃，7%
人質，7%
暗殺，10%
爆弾・爆発，45%
武装攻撃，25%

世界で発生したテロで
もっとも汎用されている手段は
1. **爆弾**
2. 銃器
3. 刃物・ナイフ

〔Appendix B1. をもとに作成〕

2009～2022年に発生したテロで用いられた手段（再掲）

▶ 解 説

1. 爆発は反応速度の大きさによって，爆燃と爆ごうに分けられる。
2. 爆燃を起こすのが「火薬」，爆ごうを起こすのが「爆薬」である。
3. 先進国では，手製爆弾（IED*）が主流である。
4. 近年とくに警戒されるのが，有機過酸化物（TATP**など）で，殺虫剤や漂白剤，固形燃料など市販されているものを材料として中学生でも簡単に合成することが可能である。
5. これらの合成法はインターネット上でたびたび紹介されており，国内でも大量の合成例や製造中の誤爆事故が報道されている。

* IED：improvised explosive device
** TATP：triacetone triperoxide

Point 2

爆発による損傷は
一次から四次に分類される

一次爆傷
超音速（毎秒340m
以上）の爆風による
衝撃波損傷

二次爆傷
爆発で飛来する
金属片などによる
貫通創・穿通性外傷

三次爆傷
爆風で地面などに
叩きつけられる
鈍的外傷

四次爆傷
熱傷など

〔日本外傷学会外傷専門診療ガイドライン改訂第3版編集委員会編：外傷専門診療ガイド
ラインJETEC, 改訂第3版, へるす出版, 東京, 2023. より引用・改変〕

▶ 解　説

1．一次爆傷は，爆発によって発生する衝撃波による。
　　例：鼓膜破裂，肺損傷，腸管穿孔
2．二次爆傷は，爆発で飛来する破片，ガラス，土砂などによる。
　　例：眼球穿通外傷，四肢切断，頭・頸部貫通創
3．三次爆傷は，爆風によって人が転倒したり叩きつけられて起こ
　　る。
　　例：全身打撲，骨折，頭部外傷
4．四次爆傷は，爆発によって発生する熱や有毒ガスなどによる。
　　例：熱傷，中毒

Point 3

救命し得る爆弾損傷は
四肢の外傷（切断など）である

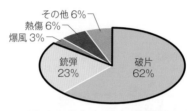

その他 6%
熱傷 6%
爆風 3%
銃弾 23%
破片 62%

ベトナム戦争における戦傷者の内訳

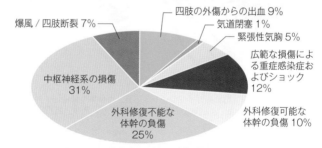

爆風 / 四肢断裂 7%
四肢の外傷からの出血 9%
気道閉塞 1%
緊張性気胸 5%
広範な損傷による重症感染症およびショック 12%
中枢神経系の損傷 31%
外科修復不能な体幹の負傷 25%
外科修復可能な体幹の負傷 10%

ベトナム戦争における死因分析

〔Champion HR, et al：A profile of combat injury. J Trauma 54（5 Suppl）：S13-19, 2003. より引用・改変〕

▶ 解　説

1. 爆弾や銃による創傷は，破片や銃弾による鋭的外傷である。
2. ベトナム戦争においては，避けられた死亡の60%が四肢の外傷からの出血死であり，これはイラク・アフガン戦争においても同様であった。
3. 爆傷や銃創の救命の鍵は，四肢外傷による出血を制御することである。

Point 4　爆傷・銃創からの大量出血では2～5分で心停止に至る

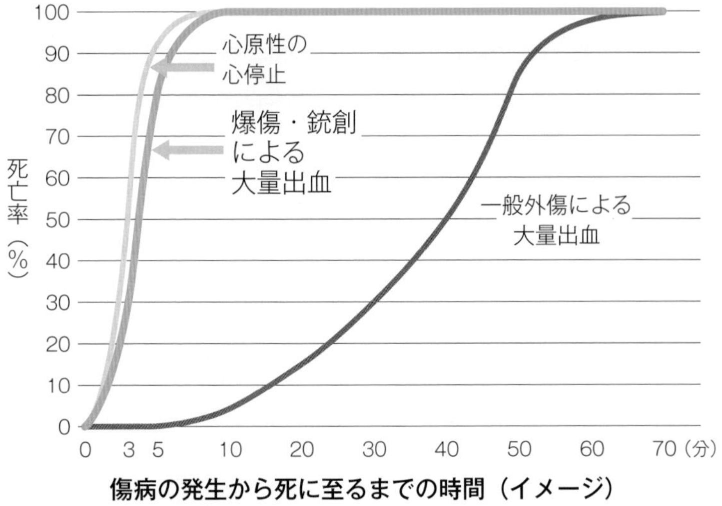
100
90
80
70
60
50
40
30
20
10
0
死亡率（%）
心原性の
心停止
爆傷・銃創
による
大量出血
一般外傷による
大量出血
0
3
5
10
20
30
40
50
60
70（分）
傷病の発生から死に至るまでの時間（イメージ）

▶解　説

1．爆発の現場に居合わせてしまったら，爆傷を防ぐため爆発した瞬時に背中を向けて身を伏せる。また，耳と目を防護し，物陰や窪地に身を隠す。
2．爆発はもう一度起こる可能性が高く，銃撃は繰り返される可能性が高い。そのため，できるかぎり現場から離れる。
3．爆傷や銃創からの出血の速度は，一般外傷（交通事故や転落・墜落など）とは比べ物にならないほど速いため，現場に救急隊が到着してからの止血処置では間に合わない。

四肢外傷からの大量出血にはターニケットの使用が世界標準である

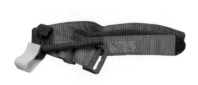

Combat Application
Tourniquet（CAT®）

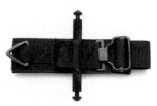

Special Operations Forces
Tactical Tourniquet
（SOF®TT-W）

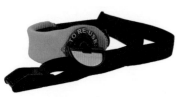

MATレスポンダー

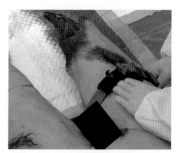

ターニケットには種類があり，それぞれに特徴がある

（右下写真は四肢外傷モデルにSOF®TT-Wを装着する様子）

▶ 解　説

1. 米軍は2005年から全兵士にターニケットを標準装備した。
2. 2年後には現場での死亡率を85％減じることに成功した。
3. 2013年からは警察，消防隊員，2014年からは一般市民を対象にターニケットの使用を広める活動（Stop the Bleed）が行われている。

コア・スキル

ターニケットの使い方に習熟しておく

【適応】
- 動脈性（拍動性・噴出性）の出血で，ほかの止血法によって制御できない出血。
- 小児に対しては原則使用しない。

【部位】
- 四肢（出血部から5〜8cm中枢側に装着）

【名称】

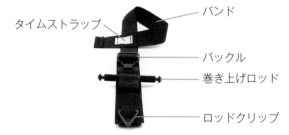

タイムストラップ　　　　　　　　　バンド

バックル

巻き上げロッド

ロッドクリップ

【色の使い分け】
- 救急活動では装着していることが認識されやすい目立つ色（オレンジ）のものを使用する。
- 実働と区別するため訓練には青いものを使用する。

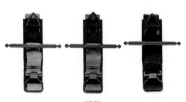

訓練用　　消防　　警察・軍隊用
　　　　（EMS用）

【使用法】

①出血部から**5〜8cm・中枢側**にバンドを巻く。

　肌に直接巻くのが原則だが，困難な場合には，衣服との間に固形物がないことを確認のうえ，衣服の上から装着する。

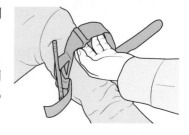

②バンドをしっかりと引き，ベルクロ®で固定する。

　バンドと肌の間に指先が**3本差し込めないように**しっかりと締める。緩い場合には，もう一度締め直す。

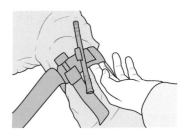

③**出血が止まる**まで巻き上げロッドを回す。

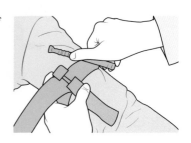

④ロッドクリップでロックする。出血が持続する場合は，さらにバンドを強く締める。それでも出血が持続する場合には，2本目の止血帯を1本目よりさらに中枢側に並べて装着する。

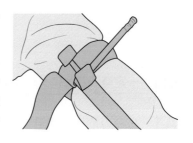

⑤巻き上げロッドとバンドをタイムストラップで固定し，装着した**時間を記録する**。

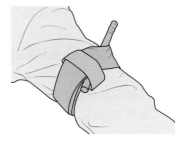

【装着時間の記載】

　ターニケットの装着時間の記載例は右図のとおり。傷病者に保温などを行い，ターニケットが隠れる場合には，装着時間がわかるように，負傷部位以外の身体の露出している部分に記載するなどの工夫をする。

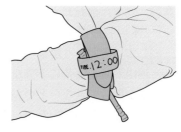

Q & A

Q1　一定時間ごとにターニケットを緩める必要があるか？

A1　生命の危機が切迫している出血に対して使用した場合は，2時間までは解除の必要はない。一定時間ごとに緩めたり解除したりすることは，出血量を有意に増加させ，結果的に生命予後を悪化させることが報告されている。

Q2　ターニケットを解除する場合の注意点は何か？

A2　解除は，血圧の急激な低下，不整脈の誘発などのリスクを伴うため，原則，医療の管理下で行う必要がある。

Q3　前腕・下腿でも止血効果はあるか？

A3　以前，前腕および下腿は2本の骨の間を動脈が走行しているという解剖学上の理由から止血帯に十分な効果が期待できないといわれていたことがあったが，十分止血効果があることが確認されている。ただし，不十分な場合には，1本目よりさらに中枢側または上腕および大腿にもう1本別の止血帯を追加する。

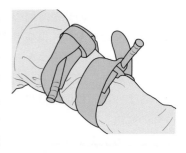

CBRNE

ACTION CARD

☑ 積極的に疑わなければ，その事案がCBRNEによる
ものと気付くことはできません

☑ CBRNEを疑う "Step 1,2,3" を覚えておきましょう

☑ CBRNEを疑ったら，まず何よりも安全の確保を優
先しましょう

☑ 次に，対応のスイッチを入れる警察・消防への通報
と，周りにいる人々との共有が大切です

☑ 汚染したときに行う除染（脱衣と乾的除染）のルー
ルに習熟しておきましょう

何かが起きたとき，最初からCBRNE が原因だと認識することは難しい

日本におけるCBRNEテロ・災害の代表的な事例

発生年	事案概要	種別
1974	三菱重工ビル爆破事件	E
1994	松本サリン事件	C
1995	地下鉄サリン事件	C
1996	O157集団発生	B
1999	東海村JCO臨界事故	N,R
2000	雪印食中毒事案	B
2007	渋谷温泉施設爆発事故	E
2011	福島第一原子力発電所事故（東日本大震災）	N,R
2012	日本触媒姫路製造所爆発火災	C,E
2020	新型コロナウイルス感染症 クルーズ船集団感染	B

▶ 解 説

1. CBRNEとは，化学：Chemical，生物：Biological，放射性物質：Radiological，核：Nuclear，爆発物：Explosiveに起因する事象を指す。従来使われてきたNBCに爆発物が加えられた呼び方である。
2. テロ予告があった場合など特別な状況を除けば，発生直後からCBRNEによるテロや災害だと認識できることはまれである。
3. 日本でも起こり得るものであり，実際に，世界最大規模とされる事案を含む数多くのCBRNEテロ・災害が発生してきた。

Point 2

CBRNEを疑う "Step 1,2,3" の ルールを知っておく

同一場所で，同一時期に，

Step 1 <u>原因不明の患者が **1** 人なら…</u>

いつもどおりの対応

Step 2 <u>原因不明の患者が **2** 人なら…</u>

CBRNEかも？と疑いつつまずはいつもどおりの対応

Step 3 <u>原因不明の患者が **3** 人以上なら…</u>

CBRNEと考えて安全確保と初動対応

CBRNEを疑う "Step 1,2,3" ルール

▶ 解 説

1．明らかな理由もなく，同一場所で，同一時期に，複数の患者が発生した場合はCBRNEを疑う根拠となる。

2．鳥や動植物の異常，異臭や異味，原因不明の蒸気・霧・油膜の発生，不審物の存在，中毒に典型的な症状（皮疹，粘膜刺激症状，けいれん，発汗，縮瞳，意識障害，呼吸困難，心停止など）の複数発生などは積極的にCBRNEを疑う。

3．疑念や推定の段階であっても，まずは「大変な事態かも」しれないとスイッチを入れることが重要である。初動対応（通報）の開始までにかかった時間が最終的な犠牲者の数を大きく左右する。

CBRNEを疑ったらまずは安全確保のために"3つの離せ"を実行する

CBRNEを疑ったら，安全確保のために"3つの離せ"

1. 汚染源からみんなを離せ　　　　（避難）
2. 汚染された衣服を離せ　　　　　（脱衣）
3. 身体に残った汚染物質を離せ　（除染）

有害物質に曝露されたときにとるべき行動の3段階

▶ 解　説

1. 汚染源から速やかに離れて，有害物質による持続的な曝露を避ける（Point 4参照）。誘導に従って動ける者はできるだけ自力での移動を促して，短時間で多くの曝露者を避難させる。

2. 脱衣は，有害物質の影響を減らすのにもっとも高い効果が期待される。ただし，汚染から脱衣までに時間がかかると除染効果は減ってしまうため，専門機関の到着を待つことなく速やかに脱衣を始める（Point 5，コア・スキル1参照）。

3. 脱衣後の除染は，拭き取りによる乾的除染が基本である。ティッシュペーパーや布など，手に入るもので露出した皮膚表面を拭き取る。脱衣も乾的除染もできるかぎり本人に行わせる（コア・スキル2参照）。

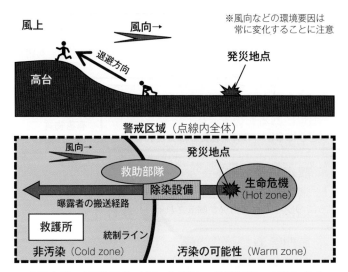

Point 4

発災現場でとるべき退避行動と救助・救護活動の基本を知っておく

発災直後の退避行動（上）と救助・救護活動の区域（下）

▶ 解　説

1. 発災直後は，発災地点から風上・高台方向に避難する。曝露者（傷病者）も速やかに汚染源から離れるように誘導する。発災現場から離れすぎると動線が間延びし対応が難しくなることにも留意する。

2. Hot, Warm, Cold の完全な区分けは難しい。そこで，少なくともまず非汚染区域だけは確保して統制ラインを設定することで，速やかに安全な活動を開始できる。

3. 医療・救護活動は，安全な場所で適切な防護衣を着用して行う。

除染はなるべく早く，
脱衣から始める

① **脱衣**
　10分以内を目標に，できるだけ早く実施
　（90%の有害物質が除去される）

有害物質
残 10 %

② **緊急除染（原則，乾的除染）**
　その場にあるものを活用して拭き取り
　（さらに 90% の有害物質が除去される）

有害物質
残 1 %

③ **放水除染**
　消防車による放水など
（さらに 90% の有害物質が除去される）

有害物質
残 0.1 %

④ **専門除染**
　製剤を用いた除染など

〔Appendix H4. より引用・改変〕

除染の手順と各手技による除染効果

▶ 解 説

1. 除染では，二次汚染を防ぎつつ最大効果を得るために決められた手順に従って実施する（コア・スキル1，2参照）。
2. まず最初に速やかに脱衣を行うことが重要である。
3. できるかぎり曝露者自身で脱衣を進めさせるために，わかりやすい説明や誘導を繰り返す。速やかに脱衣を行えると，それだけで90%の有害物質は除去できる。
4. 脱衣は，揮発性化学物質のガス吸入による危険も低減する。

コア・スキル1

速やかに脱衣するための手順に習熟しておく

【脱衣の重要性】

● 脱衣が遅れると汚染物質にさらされつづける。そのため乾的除染の効果は減弱し，水的除染による曝露の危険が増す。

● 脱衣が10分遅れると，曝露予防効果は20%減る。

● なるべく早く，多く衣類を脱ぐとよいが，1層脱ぐごとに臨床転帰は改善するため，患者が快適に過ごせる範囲でよいとされている（心理面に配慮し脱衣の遅れを回避する）。

【脱衣のポイント】

● 汚染物質を顔に触れさせない，目や口を閉じて粘膜を守る，息を止めて汚染物質を吸い込まない，を基本とする。

● ボタンやジッパータイプの衣類は開いて袖を抜いて脱ぐ。

● セーターなどは，可能なら切って，頭や顔を通過させずに脱ぐ。難しければ外から持って浮かせて，裏返さず脱ぐ（右図）。

● 脱いだ衣類はビニール袋などに入れて密閉する。

 裏返すと汚染した面が顔や頭に付着する

 先に腕を抜くと，汚染した手が汚染のない内側を通過する

 服の外側を持ち浮かせるように引き抜くと，二次汚染のリスクがもっとも低い

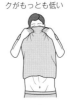

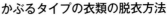

かぶるタイプの衣類の脱衣方法

効果的な乾的除染の手順に習熟しておく

【乾的除染のポイント】
- できるかぎり脱衣を完了した状態で乾的除染を始める。
- 部位ごとに，10秒間拭き取ったあと10秒間こする「10：10 アプローチ」を基本とする。

【乾的除染の手順】
①まず，鼻をかむ。
　鼻水や痰は飲み込まずできる だけ吐き出させる。

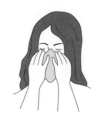

②髪と頭を拭き取る。
　この際，顔の汚染を防ぐため 頭は後ろに傾ける。
　10：10アプローチで除染を を行う。

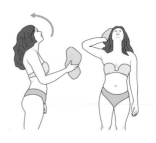

③次に，顔を拭き取る。
　頭の位置は元に戻して，でき
　れば新しい材料を使い10：10
　アプローチで除染する。

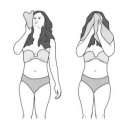

④手の表と裏を除染する。
　片手ずつ，10：10アプローチ
　で拭き取る。

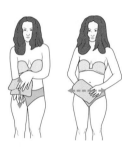

⑤ここまですんだら，脱衣前に皮膚が露出していた可能性の
　ある部分を拭き取る。

【その他の注意点】
● 除染材料はほかの人に使い回さない。
● 十分な量の除染材料があるときは除染
　部位ごとに新しいものに交換する。
● 使用済の除染材は，大きなビニール袋
　などにまとめておき，最後に口を縛っ
　て密閉する。

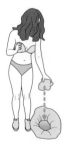

〔Appendix H5. より引用・改変〕

Q & A

Q1 脱衣とプライバシー保護とのバランスはどう考えるとよいか？

A1 プライバシーや羞恥心に配慮し，脱衣後の代替衣服やタオルを用意できるとよい。ただし，準備に時間をかけることで脱衣を遅らせてはならない。米国では，必ずしも全脱衣を必須としないことで，行動の起こしやすさを重視している。また，被害の拡大を防ぐため，自分で除染ができる曝露者を優先して対応すべきとしている。

Q2 乾的除染には何が使えるか？

A2 専用の材料がなくても，タオル，雑巾，キッチンペーパー，トイレットペーパーなど，乾燥し吸収性のあるものは何でも使用できる。ほかになければ乾いた土なども，除染材料の選択肢となる。

Q3 水除染や専門除染のあとはどのように乾燥させるか？

A3 専門機関が水除染や専門除染が行うことがある。それぞれの除染のあとには積極的な乾燥を図る必要がある。タオルを使って拭き取る場合の手順は乾的除染と異なり，「①顔，②頭・髪（頭部を後屈して実施），③身体（首から足に向けて上から下へ実施）」の順になる。

Chapter
4

熱中症・低体温症

ACTION CARD

☑環境の異常がイベントの参加者や観客に与えるリスクは年々高まっています

☑熱中症や低体温症の病態と起こりやすい状況，発症時の対処法を把握しておきましょう

☑夏場でも低体温症が，冬場でも熱中症が起こり得ることを念頭におきましょう

☑熱中症を疑ったら速やかに応急処置（FIRST Aid）を，低体温症を疑ったら速やかに保温を行います

☑イベント主催者と一緒に，環境による影響を低減する対策を考えましょう

熱中症の分類，症状，重症度を理解しておく

熱中症の分類と症状，重症度

分類	症状	重症度
I	めまい，立ちくらみ，大量の発汗，こむら返り	軽症
II	頭痛，嘔吐，倦怠感，集中力や判断力の低下	中等症
III	意識障害，けいれん，血液検査異常	重症

〔安岡正蔵，他：熱中症（暑熱障害）I～III度分類の提案；熱中症新分類の臨床的意義．救急医学　23：1119-1123, 1999. より引用・一部改変〕

▶ 解　説

1. 熱中症とは，気温や湿度が高い環境で体温の調整がうまくいかず，めまいやだるさなどの症状を訴える状態をいう。
2. 脱水によって体温調整能力は低下する。
3. 以前は熱失神・熱けいれんを1度，熱疲労を2度，熱射病を3度と分類していたが，現在は熱中症に統一されて，重症度をI～IIIに区分している。

Point 2

熱中症は，年齢や環境によって起こりやすさや重症度が変わる

通常　　　　　　　　熱中症

- 気温が高い
- 湿度が高い
- 脱水で汗をかけない
- 暑さセンサーの鈍化
（高齢者など）

発汗→気化熱→正常体温　　　　気化熱で熱を逃がせない

暑さに対する正常な反応（左）と熱中症（右）

▶ 解　説

1. 小児・青年期の人は，高温多湿の環境でスポーツや労働をしているときに熱中症になりやすい。
2. 高齢者は，自宅などの居室内で，高温多湿環境のまま過ごしていて熱中症を発症する人が多い。
3. 若年者では熱中症が重症化する割合は少なく，高齢者は重症の熱中症になりやすい。
4. 本邦では，高温多湿環境の評価指標として，暑さ指数〔WBGT（湿球黒球温度：wet bulb globe temperature）〕をもとにした「熱中症警戒アラート」が定着している（Appendix F2参照）。

低体温症の症状と重症度を理解しておく

深部体温でみた低体温症の分類と症状

	深部体温（℃）	特徴的な症状
軽症	35.0	ふるえ，血圧上昇，巧緻運動低下
	34.0	健忘，構語障害，判断力低下，行動変化
	33.0	失調，無気力
中等症	32.0	昏迷，起立不能
	31.0	ふるえ消失，瞳孔散大
	30.0	不整脈，心拍出量低下
	29.0	意識消失
重症	28.0	心室細動のリスク上昇，低換気
	27.0	腱反射低下，随意運動低下
	26.0	酸塩基平衡障害，痛覚消失
	25.0	脳血流量低下
	24.0	低血圧，徐脈，肺水腫
	23.0	角膜反射消失，腱反射消失
	19.0	脳波消失
	18.0	心停止

〔真鍋知宏：ランニングと低体温．臨床スポーツ医学 32：1094-1097，2015．ほかから引用・改変〕

▶ 解 説

1. 低体温症は体表の状態だけでは評価しづらいため，環境や症状から積極的に疑うことが重要である．
2. 深部体温でみた症状はあくまで目安である．

低体温症の予防と対処にかかわる熱産生と熱放散の概念を理解する

熱産生の機能低下　　　　　　　熱放散の亢進

- マラソンや登山など
  エネルギー消費の
  激しいスポーツ
  ⇒炭水化物を中心とした
  　カロリー補給
- 疲労，体調不良など
- 高齢者

- **放射（輻射）**
  電磁波による熱放出
  ⇒防寒具の着用
- **対流**
  風による空気の熱移動
  ⇒風よけ，防寒具
- **伝導**
  接触部位からの熱放出
  ⇒断熱マット・シート
- **蒸発**
  蒸発による気化熱
  ⇒濡れた衣服の着替え

体温が上がらない要因とその対策　　**体温を奪う要因とその対策**

▶ 解　説

1. 低体温症は，「熱産生能低下」と「熱放散亢進」のいずれかまたは両方によって発生する。
2. 身体が濡れた状態で強風にさらされると症状は加速度的に進行するため注意する。ゲリラ豪雨がその代表例で，夏場に低体温症をきたすケースにはこの機序が多い。
3. 熱産生は主に骨格筋で行われる。カロリー不足は低血糖，低たんぱくに陥りやすく，熱産生に必要なカロリーが不足すれば低体温症に陥りやすい。

環境要因の影響を低減するために
イベント主催者と対策を検討する

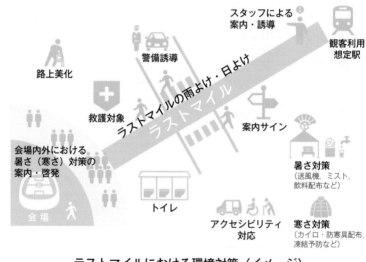

ラストマイルにおける環境対策（イメージ）

〔Appendix C1. より引用・改変〕

▶ 解　説

1. 直射日光や舗装からの照り返しは熱中症の直接的な要因となる。

2. 風速が1m/s速くなると体感温度は1℃下がるといわれている。

3. 屋外の会場や会場から最寄駅までのラストマイルは，環境による影響を受けやすい場所である。リスクに応じて，雨よけや日よけとなる設備や休憩場所の設置，対策グッズの配布などについてイベント主催者を交えて検討する。

コア・スキル

熱中症の初期対応 "FIRST" Aid を知っておく

【基本となる処置】

F	Fluid	…水分補給
I	Ice	…身体を冷やす
R	Rest	…涼しいところで休息
S	Sign	…15〜30分間症状を観察
T	Treatment, Transport	…治療，救急車による搬送

スプレー＋送風が冷却効果大

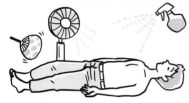

〔Tintinalli JE：Timtinalli's Emergency Medicine：A Comprehensive Study Guide. 7th ed. McGraw-Hill, 2015, p.1342より引用・改変〕

	冷却方法	長所	短所	推奨
現場	スプレー＋送風	冷却効果大 簡易的 実用的	シバリングが起きる 高湿度では冷却効果が減少	強く推奨
	冷水に浸漬	冷却	シバリング モニタリングや排泄処理困難 蘇生処置困難	推奨
	アイスパック（頸部, 腋窩, 鼠径部）	実用的 他冷却と併用可能	冷却効果小	補助的
	冷却ブランケット	簡易的	冷却効果小	補助的

Q&A

Q1 大量に発汗している場合の水分補給は何がよいか？

A1 大量の発汗では水分に加えて塩分やミネラルも喪失するため，OS-1®などの経口補水液を摂取させるか，水分に加えて塩分タブレットのようなものをとらせるとよい。アルコールやカフェイン飲料は避ける。自分自身で水分が摂取できないようであれば医療機関に相談する。

Q2 イベントにおける低体温症にはどのような事例があるか？

A2 冬のイベントでは，2013年2月の東京マラソンにおいて多数の低体温症が発生した。スタート時点で気温が5.5℃，湿度42％，南の風1.2mであり，レース中およびレース後に1,280人が救護所を受診した。このうち，低体温症を57名に認め，うち3人が医療機関へ救急搬送された〔山澤文裕：熱中症と水分補給，低体温症の管理．臨床スポーツ医学 31：844-850，2014〕。

　一方，夏のイベントでも低体温症の事例は発生する。2013年7月に秩父宮ラグビー場で開催された野外コンサートが激しい雷雨に見舞われ，寒気や気分の悪さを訴えて女性87人が救護所で手当を受け41人が医療機関に搬送された。強風と大雨でずぶ濡れの状態になったことが原因とみられた〔日テレニュース。https://news.ntv.co.jp/category/society/233223〕。

感染症

ACTION CARD

☑国内外の感染症の動向に注意しましょう

☑最近の国内では「梅毒」と「麻疹」の発生動向が注目されています

☑輸入感染症に特効薬はなく，日常的な感染対策の徹底が重要です

☑発熱診療の流れを確認しておきましょう

☑感染拡大防止に欠かせない標準予防策と感染経路別予防策を確実に行いましょう

本邦の届出感染症を把握する

【一類感染症】(直ちに届出)
- 罹患による危険性がきわめて高い**7疾患**
  ⇒ エボラ出血熱，クリミア・コンゴ熱，痘そう，南米出血熱，ペスト，
  マールブルグ病，ラッサ熱

【二類感染症】(直ちに届出)
- 罹患による危険性が高い**7疾患**
  ⇒ 急性灰白髄炎，結核，ジフテリア，重症急性呼吸器症候群 (SARS)，
  中東呼吸器症候群 (MERS)，鳥インフルエンザ (H5N1/H7N9)

【三類感染症】(直ちに届出)
- 集団発生を起こし得る**5疾患**
  ⇒ コレラ，細菌性赤痢，腸チフス，パラチフス，腸管出血性大腸菌感染症

【四類感染症】(直ちに届出)
- 動物や飲食物を介して感染する**44疾患**
  ⇒ 肝炎 (E型，A型)，ウエストナイル熱，黄熱，オウム病，
  エキノコッカス，ほか

【五類感染症の一部】(直ちに*/7日以内に届出) ＊ 下線の3疾患
- 感染の発生・拡大防止を図る**23疾患**
  ⇒ アメーバ赤痢，肝炎 (E型とA型以外)，劇症型溶血性連鎖球菌感染症，
  梅毒，破傷風，侵襲性髄膜炎菌感染症，風疹，麻疹，ほか

感染症法に基づく全数把握対象の感染症

〔Appendix H1. より引用・改変〕

▶ 解 説

1. このほかにも「指定感染症」と「新型インフルエンザ等感染症」
   は直ちに届出が必要である。新型コロナウイルス感染症は，2023
   年5月に新型インフルエンザ等感染症から五類感染症（定点把
   握）に移行した。

日本国内の感染症発生動向をおさえておく

Point 2

一類～四類，および一部の五類感染症（全数把握疾患）の報告数

	2018年 (計64,947件)	2019年 (計68,655件)	2020年 (計41,671件)	2021年 (計39,571件)	2022年 (計43,232件)
1	結核 (22,448)	結核 (21,672)	結核 (17,786)	結核 (16,299)	結核 (14,798)
2	百日咳 (12,115)	百日咳 (16,845)	梅毒 (5,867)	梅毒 (7,978)	梅毒 (13,221)
3	梅毒 (7,007)	梅毒 (6,642)	腸管出血性大腸 菌感染症 (3,094)	腸管出血性大腸 菌感染症 (3,243)	腸管出血性大腸 菌感染症 (3,370)
4	腸管出血性大腸 菌感染症 (3,854)	腸管出血性大腸 菌感染症 (3,744)	百日咳 (2,819)	レジオネラ症 (2,133)	レジオネラ症 (2,143)
5	侵襲性肺炎球菌 感染症 (3,328)	侵襲性肺炎球菌 感染症 (3,344)	レジオネラ症 (2,059)	CBPM耐性腸 内細菌感染症 (2,066)	CBPM耐性腸 内細菌感染症 (2,015)
6	風疹 (2,941)	CBPM耐性腸 内細菌感染症 (2,333)	CBPM耐性腸 内細菌感染症 (1,956)	侵襲性肺炎球菌 感染症 (1,405)	侵襲性肺炎球菌 感染症 (1,347)
7	CBPM耐性腸 内細菌感染症 (2,289)	レジオネラ症 (2,316)	侵襲性肺炎球菌 感染症 (1,655)	後天性免疫不全 症候群 (1,053)	後天性免疫不全 症候群 (893)
8	レジオネラ症 (2,142)	風疹 (2,298)	後天性免疫不全 症候群 (1,094)	百日咳 (707)	劇症型溶連菌感 染症 (708)
9	後天性免疫不全 症候群 (1,301)	後天性免疫不全 症候群 (1,231)	劇症型溶連菌感 染症 (718)	劇症型溶連菌感 染症 (622)	アメーバ赤痢 (533)
10	A型肝炎 (926)	急性脳炎 (959)	アメーバ赤痢 (611)	つつが虫病 (544)	つつが虫病 (492)

CBPM（カルバペネム），溶連菌（溶血性レンサ球菌）など一部で略称を使用

〔Appendix B6. より引用・改変〕

▶ 解　説

1. 届出感染症報告数は年々増えつづけており，新型コロナウイル
   ス感染症発生後の2020年，2021年と著しく減少したものの，
   2022年からは再び増加に転じている。

梅毒と麻疹は国内でとくに注意が必要である

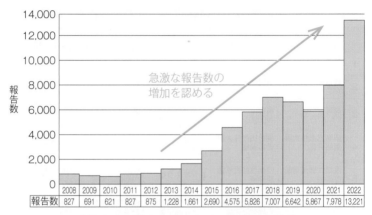

急激な報告数の増加を認める

	2008	2009	2010	2011	2012	2013	2014	2015	2016	2017	2018	2019	2020	2021	2022
報告数	827	691	621	827	875	1,228	1,661	2,690	4,575	5,826	7,007	6,642	5,867	7,978	13,221

（縦軸：報告数）

感染症発生動向調査における梅毒の報告数

〔Appendix B6. ほかから引用・改変〕

▶ 解 説

1. 梅毒は，異性間の性的接触による感染例が増加している。男女とも増加傾向であり，とくに都市部の報告数が多い。

2. 梅毒の男性感染者の4割に性風俗産業の利用歴が，女性感染者の4割に同産業の従事歴が認められた。

3. 国内土着の麻疹ウイルスは2015年に排除が認定された。しかし，2022年以降の世界的な麻疹流行を受けて2024年3月から国内各地で麻疹の感染例が相次いでいる。

4. 麻疹は空気感染する。免疫をもたない場合，1人の麻疹患者は12〜18人に感染させるほど強い感染力をもつ（インフルエンザの約6倍）。唯一有効な予防法であるワクチン接種が重要である。

Point 4 世界的なイベントは，国内に感染症が「持ち込まれる」リスクである

感染症の世界的動向と象徴的な事案

発生年	主な流行地	疾患名	その他
2003年	アジア，カナダ	SARS（severe acute respiratory syndrome）	患者数8,096人 死者数774人
2009年	全世界	インフルエンザA（H5N1）	
	中国	重症熱性血小板減少症候群	
2012年	中東	MERS（Middle East respiratory syndrome）	
2013年	西アフリカ	エボラ出血熱	患者数28,109人 死者数11,305人
2014年	日本	デング熱	
2015年	韓国	MERSコロナウイルス	患者数186人 死者数36人
2019年～	世界	新型コロナウイルス感染症（COVID-19）	感染者数＞7億人 死者数＞700万人 （2024年4月時点）
2022年～	欧州，東南アジア	麻疹	Point 3参照

〔渡邉治雄：感染症の世界的動向と対応．モダンメディア 61：313-322，2015.
厚生労働省検疫所：新型コロナウイルス感染症の世界の状況報告．ほかから引用・改変〕

▶ 解　説

1．グローバル化が進む現代では，ヒトやモノの移動が世界的な感染症流行と密接な関係をもっている．
2．大規模イベントは開催地に感染症が持ち込まれるリスクであり，流行を阻止するためには十分な対策が必要である．

Point 5

気をつけるべき輸入感染症の特徴を把握しておく

1．熱帯・亜熱帯地域から持ち込まれる感染症
- 輸入感染症のなかでは比較的頻度が高い
- マラリア，とくに熱帯熱マラリアは致死的となることがあり，早期診断・早期治療が重要である
- 重症マラリアに用いるキニーネ注は，熱帯病治療薬研究班の薬剤保管機関のみ使用できるため紹介が必要になる
- 蚊が媒介するデング熱，チクングニア熱，ジカウイルス感染症も国内発生例があり流行が懸念される

2．麻疹，風疹，ムンプス，水痘
- 国内で流行を阻止するにはワクチン接種率の向上が重要
- 風疹は国内でも流行を繰り返してきた

3．ウイルス性出血熱，新興呼吸器感染症
- 致死率，二次感染によるリスクが高いため常に警戒が必要
- 新興呼吸器感染症は病院内での感染拡大リスクも高い

4．結核
- 途上国ではいまだ蔓延している
- 国内の新規発生は減少傾向だが外国由来の患者は増加

5．耐性菌
- とくに途上国での直近の入院歴は耐性菌保菌のリスク

気をつけるべき輸入感染症の種類と特徴

〔忽那賢志：気をつけるべき輸入感染症．小児科臨床　72：1511-1515, 2019.
より引用・改変〕

▶ 解　説

1．輸入感染症とは，すべてあるいは主に海外で感染して，旅行者，食品，動物などが媒介して国内に持ち込まれる感染症を指す。

2．診断には，①渡航地域，②潜伏期間，③曝露歴が重要である。

Point 6　バイオテロで想定されることを学んでおく

バイオテロで使用が想定される病原体とその特徴，対処法

病原体	特徴	対処法	想定（例）
炭疽菌	●感冒様症状で始まり，重篤化すると呼吸困難，意識障害などをきたす ●一般的にヒト-ヒト感染はしない ●吸入後の迅速な治療開始が重要	抗菌薬	大規模なエアロゾル散布など
痘瘡ウイルス（天然痘）	●ヒト-ヒト感染による伝染性が強い ●急な高熱を伴う前駆期を経て発疹期に入る（発疹は，紅斑に始まり水疱・膿疱を経て落屑を呈する）	隔離，対症療法*	大規模なエアロゾル散布など
ボツリヌス菌（毒素）	●A～G型に分類され毒性は異なる ●少量で毒性発揮も安定性は低い ●世界中の河川の泥や土壌に存在	抗菌薬・抗血清，加熱処理（予防）	食品製造過程への混入など
口蹄疫ウイルス	●リスクが高い人畜共通感染症の病原体の1つ ●罹患動物は長期にウイルス排出	家畜殺処分，ワクチン，移動制限	畜牛，羊，豚に対するアグロテロ

* 種痘で予防できるが，天然痘の根絶に伴い種痘も消滅している

〔Danzig R：Catastrophic bioterrorism—What is to be done? Center for Technology and National Security Policy, 2003. ほかから引用・改変〕

▶ 解　説

1. バイオテロは，病原体の致死率，罹患率，入手・実行の容易性とインパクトの大きさなどから対処や予防の重要度を区分する。

2. バイオテロを疑う状況として，健康な人々の間で特定の疾患や症状が急拡大，短期間に患者数が増加・減少，発熱や呼吸器・消化器症状による受診者の急増，典型的パターンに一致しない感染症流行，屋内（閉鎖系換気）の発生割合が少ない感染症流行，まれな感染症の発生，患者の急速な重篤化などがあげられる（Appendix B3参照）。

発熱患者の診療の流れを確認する

1. 感染拡大防止の徹底　（咳エチケット，隔離など）
2. 診察の優先順位づけ
3. 病歴聴取と診察

確認項目	内容
発熱の経過	程度，持続期間，熱型など
疼痛の有無と部位	頭痛，耳痛，咽頭痛，胸痛，筋肉痛など
随伴する局所症状	鼻閉・鼻汁，咳嗽，消化器症状，泌尿器症状，皮疹とその発症時期・経過，リンパ節腫脹など
既往歴・常用薬	感染や発熱の素因となる基礎疾患，手術歴，薬歴，違法薬物の使用など
渡航歴	渡航歴と場所，渡航前のワクチン接種歴など
その他	ワクチン接種歴，感染源（感染者）への曝露歴，近親に有熱者がいないかなど

5. 血液検査，尿検査，便検査などの検体検査
6. 症状に応じたX線/CT検査などの画像検査
7. 原因の総合的な判断
8. 治療の開始（時にエンピリックな治療から早期に開始）

発熱患者の診療の流れ

▶ 解　説

1. 医療機関は，有症状者の隔離場所，適切な医療機関への移送計画，保健所との連携などについて確認しておく。
2. 輸入感染症の予防・治療には，ワクチン接種や日常的な感染対策の徹底に加えて，早い段階でのトリアージ（渡航歴の聴取，ポスター掲示や問診票の活用，流行状況の把握）が重要である。

コア・スキル 1

標準的な感染予防策を徹底する

【目的】

すべての患者を対象とした基本的な感染対策を徹底する。

【内容】

1. **手指衛生**
   - 手洗い（液体せっけん＋流水）と手指消毒（アルコール）
   - 正しい手技とタイミングに則った手指衛生の徹底
     （Appendix H2参照）

2. **個人防護具**
   - 手袋：体液などを扱うときや患者に触れるとき
   - マスク・ゴーグル：血液や分泌物の飛散が予測されるとき
   - 防水ガウン：皮膚や着衣の汚染が予測されるとき

3. **咳エチケット**
   - 咳やくしゃみがあるときはティッシュなどで口と鼻を覆う
   - 覆うものがないときは，服の袖で口元を覆い飛散を防ぐ
   - 汚染された手は手指衛生を実施

4. **患者処置の安全確保および使用器材類の取扱い**
   - 安全な手技の選択と感染予防策の徹底
   - 鋭利な器材の取扱いにかかる安全確保
     （針のリキャップ禁止，安全機構付き静脈留置針の使用など）
   - 使用器材類の清拭，消毒

5. **患者配置と患者周辺環境の整備・調整**
   - 患者隔離の判断（個室管理，コホート管理など）と入室管理
   - 器具・リネンなどの消毒

6. **職員，患者および患者家族，来訪者への教育・啓発**

標準感染予防策の基本要素

コア・スキル2

状況に応じて感染経路別の予防策を適用する

【目的】

　感染性の強い病原体や疫学的に重要な病原体に対して，標準的な感染予防策への上乗せとして感染経路別予防策の必要性を判断し適用する。

【感染経路別の対策】

1．空気感染 （長時間空中を浮遊する飛沫核によって伝播）

《主な感染症》 麻疹，水痘・帯状疱疹，結核
《予防策》
- 空調管理と換気に重点を置いた対策が重要
- 対応者：N95マスクを装着
- 傷病者：サージカルマスクを着用（飛沫核の拡散防止）

2．飛沫感染 （近接しての会話などによる飛沫を通じた伝播）

《主な感染症》 インフルエンザ，マイコプラズマ，風疹，百日咳
《予防策》
- 飛沫の飛散範囲（通常1m以内）を意識した対策が重要
- 対応者：サージカルマスクを装着
- 傷病者：サージカルマスクを着用（飛沫の飛散防止）

3．接触感染 （直接もしくは間接の接触による伝播）

《主な感染症》 多剤耐性菌，赤痢菌，腸管出血性大腸菌，
　　　　　　　　ノロウイルス，疥癬
《予防策》
- 手指衛生に重点をおいた対策が重要
- 対応者：物理的なバリア（手袋，ガウン，ゴーグルなど）の装着
- 傷病者：こまめな手指衛生

Q&A

Q1　日本で接種できるワクチンには何があるか？

A1　2024年4月現在，定期接種と任意接種で下記のワクチン・トキソイドがある。ほかに，痘そうワクチンやインフルエンザA/H5N1プレパンデミックワクチンなど，有事のための国有ワクチンや抗毒素も備蓄されている。

【定期接種】
- ●生ワクチン
  BCG（結核），MR（麻疹・風疹混合），麻疹，風疹，水痘，ロタウイルス（1価，5価）
- ●不活化ワクチン・トキソイド
  百日咳・ジフテリア・破傷風・不活化ポリオ・インフルエンザ菌b型混合（DPT-IPV-Hib），百日咳・ジフテリア・破傷風・不活化ポリオ混合（DPT-IPV），百日咳・ジフテリア・破傷風混合（DPT），ポリオ（IPV），ジフテリア・破傷風混合トキソイド（DT），日本脳炎，肺炎球菌（13価・15価結合型，23価莢膜ポリサッカライド），インフルエンザ菌b型（Hib），B型肝炎，ヒトパピローマウイルス（HPV）（2価，4価，9価），インフルエンザ，新型コロナ
- ●mRNAワクチン
  新型コロナ

【任意接種】
- ●生ワクチン
  流行性耳下腺炎，黄熱，帯状疱疹，M pox
- ●不活化ワクチン・トキソイド
  破傷風トキソイド，A型肝炎，狂犬病，髄膜炎菌（4価），帯状疱疹，RSウイルス

〔国立感染症研究所：日本で接種可能なワクチンの種類．より引用・改変．〕

Q2 蚊媒介感染症の特徴と現状，注意点は何か？

A2 蚊の媒介感染症は，近年の気候変動や国際旅行者の増加に伴って大きな脅威となっている。とくに，デング熱，チクングニア熱，ジカ熱は東南アジアで公衆衛生上の危機となっている。気候変動と温暖化によって，デング熱やジカ熱の感染源となる蚊の活動域は拡大し，活動期間も延長している。

日本国内ではデング熱の輸入感染症は毎年報告されていたが，2014年には約70年間発生がなかった国内感染例を認めた。ジカウイルス感染症は，2015年の中南米を中心とした流行を受けて，本邦でも2016年から四類感染症に指定された。輸入感染症を発端に流行し得るため，渡航者の防蚊対策の徹底や医療従事者の認識向上が重要である。

防蚊対策としては，蚊が多い時間・時期・場所を避ける，衣服は長袖・長ズボンやPermethrin含有衣類を着用する，蚊帳を使う，DEET（diethyltoluamide）やPicaridin（Icaridin）含有の防虫剤を使用する，などがあげられる。

蚊の種類と代表的な感染症

蚊の種類	イエカ Culex	ヤブカ Aedes	ハマダラカ Anopheles
活動地域	農村部	都市部	都市部と農村部
活動時間帯	夕方～夜間	日中	夕方～夜間
屋内／屋外	屋内または屋外	主に屋外	主に屋外
媒介感染症	日本脳炎，ウエストナイル熱	デング熱，チクングニア熱，ジカ熱	マラリア，フィラリア症

嘔吐・下痢

ACTION CARD

イベント開催中に嘔吐・下痢の患者を診たら…

☑集団発生かどうかチェックしましょう

☑治療を優先しながらも，原因を探しましょう

☑食中毒や食品テロの特徴に合致するものがないか評価します

☑保健所への届出が必要になることもあります

食中毒や食品テロによる集団発生の可能性も想定して情報を収集する

和歌山毒物カレー事件

発生日：1998年（平成10）年7月25日
場　所：和歌山県和歌山市園部地区
攻撃者：37歳女性（単独犯）
標　的：夏祭りに集まった地域住民
手　段：カレーライスに亜ヒ素を混入
症　状：腹痛・嘔吐（急性ヒ素中毒）
　　　　死者4人，負傷者67人

イベントにおける食物テロの事例

▶ 解　説

1. 嘔吐・下痢の患者を診たら，治療を最優先にしながらも原因を探ることも忘れてはならない。
2. 集団発生ではないか "Step 1,2,3" のルールに従って積極的に情報を収集する（Scene，Chapter 3参照）。
3. 曝露に注意しつつ，吐物・排泄物など検体の確保に努める。
4. 食中毒や食物テロの可能性も念頭におきながら診療にあたる。
5. 食中毒や食品テロの場合は保健所への届出が必要になる。

Point 2

嘔吐・下痢の原因を推定する

嘔吐の原因

- 急性胃腸炎 / 感染性腸炎
- 薬物，毒物
- 機能障害
- 食事性因子
  （過食，アルコール摂取など）
- 腸閉塞，胃不全麻痺
- その他の消化器疾患
  （胆石・胆嚢炎，膵炎など）
- 消化器疾患以外の病態
  （尿管結石，頭蓋内圧亢進，
  　髄膜刺激徴候，めまい，頭痛
  　など）
- その他
  （心因性，乗り物酔いなど）

下痢の原因

- 急性胃腸炎 / 感染性腸炎
- 薬物，毒物
- 機能障害
- 食事性因子
  （乳製品・冷菓の過剰摂取，
  　アルコール摂取など）
- 炎症性腸疾患
  （潰瘍性大腸炎，クローン病）
- その他の消化器疾患
  （乳糖不耐症，膵機能不全，
  　術後，結腸癌，リンパ腫
  　など）
- 消化器疾患以外の病態
  （甲状腺機能亢進症，糖尿病，
  　髄膜炎，妊娠など）
- その他
  （心因性など）

嘔吐・下痢の原因となる傷病

▶ 解　説

1. 原因の推定は，症状，発症様式，病歴，吐物・排泄物の性状，
   既往歴・内服歴，手術歴，精神的要因や妊娠の有無などから総
   合的に判断する。

感染性腸炎の特徴を把握しておく

潜伏期間	病原体
1～6時間	黄色ブドウ球菌 セレウス菌（嘔吐型）
8～14時間	腸炎ビブリオ, エロモナス, ウェルシュ菌
8時間～2日	サルモネラ菌
12時間～2日	ノロウイルス
12時間～3日	腸管毒素原性大腸菌
2～3日	ロタウイルス
1～5日	コレラ菌, 細菌性赤痢
2～8日	腸管出血性大腸菌, カンピロバクター
10～14日	腸チフス菌, パラチフス菌
2～3週	赤痢アメーバ

【散発性下痢症】

特徴：国内の発生状況に依存する夏・冬に多い

病原体：カンピロバクター, 大腸菌, サルモネラ菌, ノロウイルス, ロタウイルスなど

【旅行者下痢症】

特徴：途上国旅行者の30～80％が感染（頻度は渡航先で異なる）

病原体：腸管毒素原性大腸菌など

【食中毒】

Point 4参照

【性感染症】

特徴：国際イベントでのリスクが高い

病原体：赤痢アメーバなど

病原体別にみた感染性腸炎の潜伏期（左）と感染背景（右）

〔日本大腸肛門病学会：感染性腸炎. より引用・改変〕

▶ 解 説

1. 病状経過や周囲の発生状況, 渡航歴などを確認する。
2. 食品から原因の推定につながることもある。サルモネラは肉類や鶏卵, カンピロバクターは鶏肉や豚肉が原因となりやすい。腸炎ビブリオ, エロモナス, ノロウイルスなどは魚介類が原因となりやすい。

Point 4　食中毒の原因となりやすい物質の特徴を把握しておく

食中毒の原因となりやすい物質の特徴（発症までの時間順）

原因物質名	発症までの時間	主な感染経路など	主な症状
シアン化合物	数秒〜1分程度	工業用用途（メッキなど）	失神，けいれん，呼吸麻痺
有機リン	数分	農業，殺虫剤，除草剤	縮瞳，けいれん，失神，嘔吐
トリカブト	数十分	観賞用の花，漢方薬	嘔吐，下痢，呼吸困難
貝毒	30分〜数時間	二枚貝（ホタテ，ムラサキガイ，アサリ，カキ）	麻痺，水様下痢，嘔吐，吐き気，腹痛
セレウス菌	嘔吐型：1〜5時間 下痢型：8〜15時間	肉類，スープ類，焼き飯，ピラフ，中途半端な加熱品	嘔気，嘔吐，下痢，腹痛
黄色ブドウ球菌	1〜5時間（平均3時間）	常在菌，化膿した手で調理	嘔気，嘔吐，腹痛（下痢）
フグ毒	5〜45分	フグの肝臓，卵巣など	嘔吐，しびれ，呼吸麻痺
リステリア	数時間〜概ね3週間	乳製品，食肉加工品	発熱，頭痛，悪寒，嘔吐
ウェルシュ菌	8〜12時間	煮込み料理（カレー，煮魚，麺のつけ汁，煮つけ）	下痢，腹痛（通常は軽症）

（次頁に続く）

原因物質名	発症までの時間	主な感染経路など	主な症状
ボツリヌス菌	8〜36時間	缶詰, 瓶詰, 真空パック, レトルト類似食品など	めまい, 頭痛, 言語障害, 嚥下障害, 呼吸困難など
サルモネラ属菌	8〜48時間	卵またはその加工品, 食肉（牛レバー刺し, 鶏肉）など	悪心, 腹痛, 下痢, 嘔吐, 発熱
腸炎ビブリオ	平均12時間	魚介類（刺身, 寿司, 魚介加工品）とその二次感染など	腹痛, 激しい下痢, 嘔気, 嘔吐, 発熱
病原性大腸菌	12〜72時間	牛肉の加熱不足（ハンバーグ, 牛角切りステーキ）, 牛糞の堆肥を使った野菜など	下痢(血性を含む), 腹痛, 発熱, 嘔吐
ノロウイルス	24〜48時間	貝類（二枚貝）, 調理による食品の汚染	嘔気, 嘔吐, 激しい下痢, 腹痛, 頭痛
カンピロバクター	平均2〜3日と長い	食肉（鶏刺し, 生レバー）, 飲料水, 生野菜, 牛乳など	腹痛, 激しい下痢, 発熱, 嘔吐, 筋肉痛
エルシニア	平均2〜5日と長い	食肉, サンドイッチ, 野菜ジュース, 井戸水など	腹痛, 下痢, 発熱, 虫垂炎様症状など多彩
キノコ毒	毒性の種類により異なる	ツキヨタケ, カキシメジ, クサウラベニタケなど	嘔吐, 腹痛, 下痢, けいれん, 昏睡

▶ 解　説

1. 「摂取した食品の種類」と「摂取から発症までの時間」が原因究明の鍵となる。

Point 5

嘔吐・下痢の初期診療について一般的な流れを整理しておく

1．病状経過と周囲の発生状況，渡航歴などの確認

聴取項目	聴取内容
発症の経過	誘因との時間関係，嘔吐・下痢の回数や性状，時間による症状の変化など
吐物・排泄物の性状	色調，血性，胆汁様など
随伴症状	発熱，腹痛，胸痛，頭痛，意識障害など
既往歴・常用薬	基礎疾患，手術歴，抗菌薬，抗がん剤，安全域の狭い薬剤の常用，違法薬物の使用など
摂取歴・渡航歴	48時間以内の摂取歴，海外等の渡航歴など
その他	心理的要因，妊娠の有無（最終月経）など

2．血液検査や検体検査（培養など）の実施
3．脱水症状にあわせて経口補水液または補液を投与
4．整腸剤および制吐剤，胃粘膜保護剤，止痢剤などの投与
5．発熱や腹痛に対する原因精査と，状況に応じた解熱剤や鎮痛剤の使用を検討
6．中毒における拮抗剤，解毒剤，中和剤などの使用の検討

嘔吐・下痢の初期診療における一般的な流れ

▶ 解　説

1．食中毒や食物テロの場合は保健所に届出を行う。
2．医療従事者が二次感染しないように感染拡大防止策を徹底する。

コア・スキル

ノロウイルスの消毒方法を把握しておく

【ポイント】
- 手洗いを徹底する。
- 二次感染を防ぐため，吐物や排泄物は速やかに処理する（乾燥すると空中に漂い経口感染することがある）。
- 汚染された食器，カーテン，衣類，ドアノブなどは，消毒してから洗浄・洗濯する。
- 物品の消毒には0.02%，吐物・排泄物で汚染された便座や床の消毒には0.1%の塩素消毒液を用いる。

【手順】
① 使い捨てのマスクやガウン，手袋を着用する。
② ペーパータオルなどで静かに拭き取り，塩素消毒後に水拭きする。処置中にしぶきを吸い込まないように注意する。
③ 拭き取った嘔吐物や手袋などは，ビニール袋のなかで0.1%塩素消毒液に浸して密封し，廃棄する。
④ 終わったら，丁寧に手を洗う。

塩素消毒液の作り方

使用する元製品［A］		消毒液の目標濃度	［A］の使用量	水の量
次亜塩素酸ナトリウム* （家庭用の塩素系漂白剤は 5～6%の溶液が多い）	12%	0.1%（1,000ppm）	25ml	3L
		0.02%（200ppm）	5ml	
	6%	0.1%（1,000ppm）	50ml	
		0.02%（200ppm）	10ml	

* 次亜塩素酸ナトリウムは，溶解後に時間とともに分解が進み濃度が落ちる。
　古い家庭用漂白剤や，保管していた塩素消毒液を使うときは注意する。

Q & A

Q1　食中毒患者の届出義務とはどのような規定か？

A1　食品衛生法第58条により，食中毒患者等を診断し，または死体を検案した医師は，24時間以内に最寄りの保健所長にその旨を届け出ることが義務づけられている。

Q2　食中毒患者の届出に必要な情報は何か？

A2　医師から保健所に下記の情報を届け出る。
- 医師の氏名・医療機関名・住所
- 患者の氏名・住所・年齢
- 食中毒の原因（疑い含む）
- 発症年月日・時刻
- 診断年月日・時刻

医師の届出を受けた保健所職員は，聴き取り調査を行い，原因を特定して対策をとる（営業停止，食品回収，衛生指導など）。

Q3　食中毒を疑って，困ったときに相談できる場所はあるか？

A3　関東と関西にある日本中毒情報センターに相談できる（医療機関専用／有料，365日・24時間対応）。
- 大阪中毒110番：072-726-9923
- つくば中毒110番：029-851-9999

Course
curriculum

医療・救護活動の教育と研修
—活動の骨格と研修のあり方—

ACTION CARD

☑ 医療・救護活動の骨格となるガイドラインについて
知っておきましょう

☑ 研修の対象，目的，到達目標を明確にしましょう

☑ オンライン形式の研修がもつメリットとデメリット
を理解して準備（参加）しましょう

医療・救護活動計画の骨格となる ガイドラインについて知っておく

- **基本となる医療・救護体制**
  （各機関や組織の基本的な責務と役割）

- **イベント会場に配備する医療救護資器材の種類 および配備数の目安**

- **搬送体制（救急車などの配備）**

- **医療機関などの確保および連携**

- **非常時の医療ニーズへの対応**

- **災害別（原因別）対処要領**

- **医療・救護活動の情報共有と記録**

- **訓練**

- **その他**（参考資料）

＜想定される災害事象＞
- テロ災害
  （爆傷，銃創・刃物・車両）
- NBC災害
- 雑踏事故
- 大規模地震
- 火災対策
- 熱中症対策
- その他
  （感染症・気象災害など）

「大規模イベントにおける医療・救護計画策定 ガイドライン（第2版）」の主な構成

〔Appendix A2. から引用・改変〕

▶ 解 説

1. 東京都は，多くの観客や参加者が見込まれる大規模イベントで 医療・救護計画を策定するためのガイドラインを策定している。

2. 東京2020大会などにむけた第2版では，多くの関係者による 連携の重要性や災害別（原因別）の想定される事象を加えるな どの改定が行われた。

Point 2

医療・救護活動研修に求められる到達目標を理解する

- ●マスギャザリングにおける医療・救護体制を計画立案し実行できること
  - イベント規模に応じて地域全体で対応することの重要性と具体的な方法（連携）を理解すること
  - 「通常時」と「非常時」の双方において各関係機関や関係者が担う役割の理解
- ●関係者間で共通認識をもって活動できること（そのための準備ができること）
- ●イベントにおいて事故や傷病を未然に防ぐ予防的な措置について
- ●医療・救護活動に従事する者の安全管理について
- ●地域の医療機関または医療救護所などにおけるCBRNE発生時の適切な初動対応

医療・救護活動研修における到達目標（例）

▶ 解 説

1. イベントごとに医療・救護計画の策定状況を把握する。
2. 開催地の医療従事者は，地域が担う医療・救護のなかで自らが担うべき役割を理解する。
3. 医療・救護活動の基本となる，関係者間での共通認識の醸成，予防と安全確保，特殊な災害への備えなどについて理解を深める。

医師会が実施する
医療・救護活動研修の意義を知る

[目標] 地域全体の災害に対するレジリエンス強化

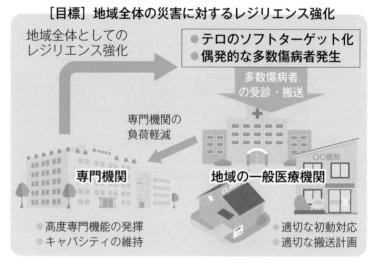

医師会がマスギャザリング災害に積極的に取り組む理由

▶ 解　説

1. 地域単位でみると，イベント医療・救護や災害対応の専門家は
   ごく一部に限られる。地域を支える多くの一般医家にとって，
   これらの対応はなじみが薄い。

2. 医師会にとって，地域の医師会員を対象に研修を実施し，地域
   全体の災害対応力を底上げすることは重要な役割の一つである。

3. 「災害医療」を項目立てした日本医師会生涯教育カリキュラム
   2016 は上記を意識して作られている（Course curriculum,
   Chapter 2参照）。

Point 4　オンライン研修が果たす役割とメリット・デメリットを理解する

<メリット>　　　　　　　　　　<デメリット>

【開催側】
- 開催場所が自由
- 開催頻度を上げられる
- 実施毎のコストは抑えられる
- クオリティを一定に保てる

【開催側】
- ツールやシステムの導入と習熟が必要
- 実現までにはコストがかかる
- コミュニケーションの希薄化

【受講側】
- スケジュールを確保しやすい
- 場所を選ばず参加できる
- チャット機能で随時質問できる
- デジタル教材が管理しやすい

【受講側】
- 高速インターネット環境が必要
- 最低限の通信機器などが必要
- コミュニケーションに難あり
- 臨場感の欠如

オンライン研修のメリット・デメリット

▶ 解　説

1. 東京2020大会にむけた準備は，新型コロナウイルス感染症の影響を受けて多くがオンラインを活用して実施された。
2. オンライン研修は，教材を配信するオンデマンド型（事前録画や静止画など）と，web会議システムを利用したライブ配信型に大別される。
3. オンライン研修（とくにライブ配信型）の成功への鍵は，入念な事前準備，司会（ファシリテーター）の配置，受講者の積極的な参加を促す内容やディスカッションの工夫にある。
4. e-learningは，事前学習，学習の定着を目的とした復習教材，評価テストなどでオンライン研修に併用すると効果的である。

遠隔での教育・研修にICT技術を活用して効果を高める

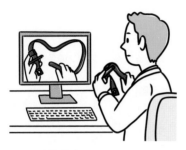

一人称視点のリアルタイム
映像を用いた受動的体験型学習

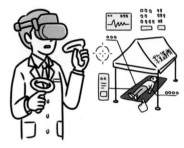

バーチャルリアリティを用いた
能動的体験型学習（イメージ）

遠隔教育に活用されているICT技術（例）

▶ 解 説

1. 遠隔での教育・研修の効果を高めるために，POV（一人称視点）の撮影動画やリアルタイム映像を用いた受動的体験型学習，VR（バーチャルリアリティ）やAR（拡張現実）を用いた能動的体験型学習などの方法が存在する。

2. 体験型学習は，その方法によって難易度，必要な機材，効果が得られやすい内容などが異なるため，これらを使った教育・研修の実施経験がある講師に依頼するとよい。

教育と研修の実際
―医師会主催・共催の事例―

ACTION CARD

☑ 研修は，参加対象者，到達目標，実施環境などに応じて最適な形を選択しましょう

☑ これまで，災害医療全般，CBRNE 特化型，イベント特化型などさまざまな研修が開催されてきました

☑ 過去の研修プログラムの目標設定やタイムテーブルを，これから計画する研修の組み立ての参考にしてください

災害医療研修①：
日本医師会生涯教育カリキュラム2016

①**急性期傷病者への適切な対処や蘇生の実践**
- 一次・二次救命処置，外傷初期診療，病院前初期診療など

②**オールハザードアプローチに基づく初期対処法の説明**
- 多くみられる傷病の知識
- CBRNE，国民保護法事案，戦傷医療などにおける初期対応

③**災害関連法令，諸制度，システムに関する用語や概念の説明**
- インシデント・コマンドシステム，CSCATTT，CBRNEなど
- 関係する世界医師会宣言，スフィア・スタンダードなど

④**行政や介護を含む多職種地域連携の実現と地域復興への寄与**
- 災害事象からの再生，保険診療や政策医療に関する知識の活用など

⑤**都道府県や現地の災害医療コーディネート機能の尊重と
関係者間での情報共有**
- 現地の連絡会やミーティングなどへの参画など
- 医療チーム間での現地情報の引き継ぎなど

⑥**避難所における被災者の長期集団生活の支援**
- 衛生状況の把握，感染症対策を含む公衆衛生的アプローチなど
- 避難者に対する健康管理，健康教育，保健指導など

⑦**マスギャザリングにおける医療救護体制の計画・立案と実践**
- 多数の人が同一時間・地域に集合するスポーツイベントなどでの
対応

生涯教育カリキュラムの「災害医療」に関連した目標

▶ 解 説

1. 自地域が被災した場合や医療チームの一員として被災地に出動
する場合に適切な災害医療活動が行えるように，災害医療に関
する基本的な知識を身につけることを目的としている。

Point 2　災害医療研修②：東京JMAT研修会（派遣チーム）

令和元年度　第1回東京JMAT研修会　プログラム

時間	カリキュラム
9:00～9:05（5分）	開会式
9:05～9:15（10分）	事前確認
9:15～9:40（25分）	1．（講義）東日本大震災の教訓と東京都の災害医療体制
9:40～11:10（90分）	2．（実習）被災地における活動（1） 緊急医療救護所の運営 在宅患者・要配慮者の医療ニーズの把握と対応
11:10～11:15（5分）	休憩
11:15～11:45（30分）	3．（講義）検視・検案
11:45～12:25（40分）	4．（実習）本部機能
12:25～13:15（50分）	昼食
13:15～13:40（25分）	5．（実習）日本医師会への情報発信，全国の医師会との情報共有
13:40～14:10（30分）	6．（実習）被災地における活動（2） 他組織（消防・警察・自衛隊）との連携
14:10～14:35（25分）	7．（講義）東京2020大会での救急・災害医療 （Mass-gathering medicine）
14:35～14:40（5分）	休憩
14:40～15:40（60分）	8．（実習）情報の共有・記録
15:40～15:50（10分）	休憩
15:50～16:50（60分）	9．（実習）トリアージ，熱傷・外傷の処置
16:50～16:55（5分）	休憩
16:55～17:05（10分）	質疑応答 本日のまとめ
17:05～17:25（20分）	効果確認
17:25～17:30（5分）	閉会式

▶ 解　説

1. 事前学習で，災害医療概論，JMAT総論，情報の共有と実際，救護所の運営（動画資料を含む），トリアージ，熱傷処置，止血処置，緊急医療救護所における受援側（被災地JMAT）としての活動について学び，テストを受けたうえで上記研修に臨む。

CBRNE特化型研修：
平成29年度　東京DMAT
NBC災害対応研修

平成29年度　東京DMAT　NBC災害対応研修　タイムテーブル

	時間	カリキュラム
【1日目】	8:30～8:50	受付
	8:50～9:00（10分）	オリエンテーション
	9:00～9:10（10分）	1.　NBC災害総論
	9:10～9:50（40分）	2.　防災機関の活動
	9:50～10:15（25分）	3.　除染・トリアージ
	10:15～10:25（10分）	休憩
	10:25～11:15（50分）	4.　N災害対応
	11:15～12:05（50分）	5.　B災害対応
	12:05～13:05（60分）	休憩
	13:05～14:35（90分）	6.　C災害対応
	14:35～14:45（10分）	休憩
	14:45～15:15（30分）	7.　E災害に関する知識
	15:15～15:45（30分）	8.　東京DMATの活動
	15:45～16:00（15分）	意見交換
【2日目】	8:30～8:50	受付
	8:50～9:00（10分）	オリエンテーション
	9:00～9:30（30分）	9.　測定器実習
	9:30～10:30（60分）	10.　防護衣着脱実習・訓練
	10:30～10:40（10分）	休憩
	10:40～12:10（90分）	11.　NBC災害診療実習
	12:10～13:10（60分）	休憩
	13:10～14:20（70分）	12.　医療機関受け入れ（養生・診療の流れなど）
	14:20～14:30（10分）	休憩
	14:30～17:00（150分）	13.　机上演習（N災害・C災害）

▶ 解　説

1.　平成27年よりNBCに起因する災害現場もしくは傷病者の救
　護活動に関する東京DMAT（NBC特殊チームを含む）の具体
　的な活動要領をマニュアル化し研修会が行われている。
2.　これをもとに東京都主催の災害拠点病院への研修会も行われた。

Point 4　イベント特化型研修①：平成30年度　東京都医師会災害対策医療講習会

平成30年度　東京都医師会災害対策医療講習会　タイムテーブル

時間	カリキュラム
15：00〜15：05	開会挨拶
15：05〜15：20	1．東京オリンピック・パラリンピックのリスクについて
15：20〜15：35	2．東京オリンピック・パラリンピックの医療体制
15：35〜16：05	3．想定されるテロと最低限の決まりごと
16：05〜16：35	4．爆傷と銃創
16：35〜16：45	休憩
16：45〜17：00	5．熱中症
17：00〜17：20	6．外国人が持ち込む感染症
17：20〜17：35	7．下痢・嘔吐　発熱とサーベイランス
17：35〜17：50	8．バックアップ機関と緊急連絡先
17：50〜18：00	質疑応答

▶ 解　説

1．本書をテキストとして東京2020大会にむけて開催された災害対策医療講習会である。

2．最初に研修のねらいをしっかりと説明して，研修目標を明確にすることが重要である。

3．主な対象は地域の医療機関，地域の一般医家であり，特殊な事案の詳細な診療方針よりも，起こり得る事態とその初期対応の要点，致死的病態である出血への対処などに焦点を絞った。

Point 5

イベント特化型研修②：令和２年度　東京2020大会にむけたマスギャザリング講習会

東京2020大会にむけたマスギャザリング講習会（オンライン）タイムテーブル

時間	カリキュラム
14：30〜14：45	開会のご挨拶
14：45〜14：55	イベント医療体制のプランニング
14：55〜15：15	マスギャザリング医療対応とCBRNEテロ
15：15〜15：40	止血処置の役割と重要性　〜ターニケットの使用方法
15：40〜15：50	感染症流行下の医療救護
15：50〜16：00	質疑応答，閉会のご挨拶

▶ 解　説

1. オンデマンド型のオンライン研修として，東京2020大会にむけてイベント医療・救護活動の要点を解説した講習会である。
2. 北海道，東京都，神奈川県の各都道県医師会の協力を得て，計3回のオンライン研修を開催した。
3. 医師以外にも，看護師，事務員，消防機関職員を含む幅広い職種が参加した。実施後のアンケートでは，オンライン開催による参加のしやすさや，POV（一人称視点）のリアルタイム配信によるターニケット操作説明について高い評価が得られた。

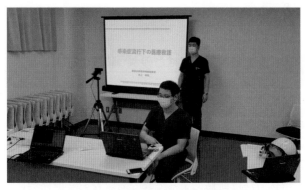

**オンライン開催時の講師（奥）と
司会・ファシリテーター（手前）**

　司会者が進行およびシステム操作を担うことで，講師は講演や参加者とのコミュニケーションに集中して取り組むことができる。

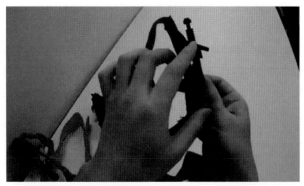

**ウェアラブルカメラを使ったPOV（一人称視点）の
リアルタイム配信によるターニケット操作説明の様子**

　一人称視点をリアルタイムで提供することで，オンライン研修が不得手とする実技研修の効果を高めることに役に立つ。

Q & A

Q1 医師会主催の研修会はどのように探せばよいか？

....

A1 地域の医師会に直接問い合わせるか，ホームページ上で公開されている研修会や学術講演会の情報を確認するとよい。日本医師会が主催するセミナーや講習会については，日本医師会ホームページに情報を掲載している。

申込方法は研修によって異なる。なお，研修会によっては参加要件として当該医師会の会員資格が必要なケースもあるので留意する。

Q2 医師会主催の研修会を受講すると日本医師会生涯教育制度や学会などの単位になるか？

....

A2 医師会主催の研修では，日本医師会生涯教育制度の単位が付与されることが想定される。学会などの単位が付与されるケースは少ないが，共催によるイベントなどもあることから，各研修会の開催要項を確認するとよい。

Appendix

関係機関連絡先，相談窓口
参考資料

関係機関連絡先，相談窓口

● 公益社団法人日本医師会
TEL：03-3946-2121
● 公益社団法人東京都医師会
TEL：03-3294-8821
● 一般社団法人大阪府医師会
TEL：06-6763-7000

● 厚生労働省　外国人対応のワンストップ窓口（夜間・休日）
TEL：03-6371-0057

放射線	● 量子科学技術研究開発機構　放射線医学研究所 （放射線被ばく医療ダイヤル）
	TEL：043-206-3189
	● 原子力緊急時支援・研修センター（ひたちなか市）
	TEL：029-265-5111
	● 原子力安全研究協会　放射線災害医療研究所
	TEL：03-5470-1982
	● 日本アイソトープ協会
	TEL：03-5395-8021
感染症	● 国立感染症研究所
	TEL：03-5285-1111
中毒	● 日本中毒情報センター
	つくば中毒110番 　　TEL：029-851-9999（365日・24時間対応） 大阪中毒110番 　　TEL：072-726-9923（365日・24時間対応）

参考資料　1

A. 医療・救護計画

A1. 大規模イベントにおける公衆衛生上の要諦

World Health Organization (2015) : **Public Health for Mass Gatherings : Key Considerations.**
https://www.who.int/publications/i/item/public-health-for-mass-gatherings-key-considerations

A2. 医療・救護計画策定のためのガイドライン

東京都保健医療局（2019）：**東京都が主催する大規模イベントにおける医療・救護計画ガイドライン.**
https://www.hokeniryo.metro.tokyo.lg.jp/iryo/kyuukyuu/saigaiiryou.html

A3. イベント開催計画の実際（東京2020大会）

東京都（2022）：**第32回オリンピック競技大会（2020/東京）東京2020パラリンピック競技大会 東京都報告書.**
https://www.2020games.metro.tokyo.lg.jp/taikaijyunbi/houkoku/tokyo/index.html

B. リスク評価

B1. テロリズムの世界的動向（データベース）

National Consortium for the Study of Terrorism and Responses to Terrorism : **Grobal Terrorism Database.**
https://www.start.umd.edu/gtd/

B2. テロリズムの世界的動向（分析）

公安調査庁：
国際テロリズム要覧について.
https://www.moj.go.jp/psia/ITH/index.html

B3. バイオテロの病原体分類と疾病

Centers for Disease Control and Prevention
(2018)：**Bioterrorism Agents/Diseases.**
https://emergency.cdc.gov/agent/agentlist-category.asp

B4. イベントにおける群衆の行動と傷病の特徴

Ranse J（2013）：**Injury patterns and crowd
behaviour at mass gathering events.**
https://www.slideshare.net/jkranse/injury-patterns-and-
crowd-behaviour-at-mass-gathering-events

B5. リスクの評価と緩和策（ロンドン2012大会）

GOV.UK：**London 2012 Olympic Safety and
Security Strategic Risk Assessment (OSSSRA)
and Risk Mitigation Process. Summary, Version 2.**
https://assets.publishing.service.gov.uk/media/
5a798253ed915d042206903b/osssra-summary.pdf

B6. 感染症の発生動向

国立感染症研究所：
感染症発生動向調査　週報（IDWR）.
https://www.niid.go.jp/niid/ja/idwr.html

B7. 日本医師会の定点把握（感染症，熱中症など）

日本医師会ORCA管理機構：
ORCA サーベイランス.
http://infect.orca.med.or.jp

C．リスク対策

C1．ラストマイルの安全確保

東京都（2021）：
ラストマイルの取組みについて.
https://www.koho.metro.tokyo.lg.jp/2021/06/11_01.html

C2．NBCテロにおける関係機関の連携モデル

NBCテロ対策会議幹事会：**NBCテロその他大量殺傷型テロ対処現地関係機関連携モデル.**
https://www.mhlw.go.jp/kinkyu/dl/20210419-01.pdf

C3．特殊災害対応のワンストップ窓口　※医療機関むけ（非常設）

日本医師会救急災害医療対策委員会（2020）：
救急災害医療対策委員会報告書.
https://www.med.or.jp/dl-med/eq201103/jmat/saigai_r0206.pdf

C4．病院セキュリティの向上

横田裕行（2018）：**BCPの視点からみた医療機関におけるテロ攻撃対策に関する研究（報告書）.**
https://mhlw-grants.niph.go.jp/project/27411

D. 外国人対応

D1. 医療機関むけの外国人対応マニュアル

厚生労働省政策科学推進研究事業（2019）：**外国人患者の受入れのための医療機関向けマニュアル（第4.0版）.**
https://www.mhlw.go.jp/content/10800000/000795505.pdf

D2. 医療現場・受付で使える多言語説明資料

厚生労働省：
外国人向け多言語説明資料一覧.
https://www.mhlw.go.jp/stf/seisakunitsuite/bunya/kenkou_iryou/iryou/kokusai/setsumei-ml.html

D3. 外国人患者を受け入れる医療機関の一覧

厚生労働省：「**外国人患者を受け入れる医療機関の情報を取りまとめたリスト」について.**
https://www.mhlw.go.jp/stf/newpage_05774.html

D4. 外国人対応のワンストップ窓口　※厚生労働省（夜間・休日）

日本エマージェンシーアシスタンス株式会社：
外国人患者受入れ医療機関対応支援事業.
https://www.onestop.emergency.co.jp/

D5. 訪日外国人の医療費未払い情報の報告先

厚生労働省：
訪日外国人受診者医療費未払情報報告システム.
https://unpaid.mhlw.go.jp/report1/

D. 外国人対応（続き）

D6. 医療通訳を提供する自治体・団体の情報

外国人患者受入れ情報サイト：**医療通訳実施団体.**
https://internationalpatients.jp/medical/interpreter/

D7. 日本医師会が提供する医療通訳サービス

メディフォン株式会社：（医師会員専用）
日本医師会医師賠償責任保険　医療通訳サービス.
https://mediphone.jp/forms/jma.html

メディフォン株式会社：（医師会非会員を含め無料）
日本医師会　災害時・遠隔医療通訳サービス.
https://corp.mediphone.jp/wp-content/uploads/2024/01/
press_20240131_final.pdf

D8. 希少言語の通訳サービス

厚生労働省：
「希少言語に対応した遠隔通訳サービス」のご案内.
https://www.mhlw.go.jp/stf/seisakunitsuite/bunya/kenkou_
iryou/iryou/newpage_00015.html

E. 外国人のための情報

E1. 安全と災害の情報サイト　※外国人旅行者むけ

Japan Tourism Agency：
Safety tips for travelers.
https://www.jnto.go.jp/safety-tips/eng/index.html

F. 災害情報：省庁

F1. 気象・災害情報 (警報・注意報，キキクルなど)

気象庁：
防災情報.
https://www.jma.go.jp/jma/menu/menuflash.html

F2. 熱中症関連情報 (暑さ指数，警戒アラートなど)

環境省：
熱中症予防情報サイト.
https://www.wbgt.env.go.jp/alert.php

F3. 熱中症関連情報 (救急搬送状況：週報)

総務省消防庁：
熱中症情報　救急搬送状況.
https://www.fdma.go.jp/disaster/heatstroke/post3.html

G. 災害情報：自治体 (例)

G1. 東京都の防災ホームページ・防災アプリ

東京都総務局総合防災部：
東京都防災ホームページ.
https://www.bousai.metro.tokyo.lg.jp/

G2. 大阪府の防災ホームページ・防災アプリ

大阪府：
おおさか防災ネット.
https://www.osaka-bousai.net/

H. 医療・救護対応

H1. 感染症法に基づく分類と医師の届出

厚生労働省：
感染症法に基づく医師の届出のお願い.
https://www.mhlw.go.jp/stf/seisakunitsuite/bunya/kenkou_iryou/
kenkou/kekkaku-kansenshou/kekkaku-kansenshou11/01.html

H2. 手指衛生

AMR臨床リファレンスセンター（2023）：**WHO手指衛生
テクニカルリファレンスマニュアル日本語版.**
https://amr.ncgm.go.jp/pdf/Hand-hygiene-technical-
reference_Japanese-2.pdf

H3. 止血とターニケット

総務省消防庁（2018）：**テロ災害等の対応力向上としての
止血に関する教育テキスト（指導者用）（案）.**
https://www.fdma.go.jp/singi_kento/kento/items/
kento215_24_betten1.pdf

H4. 化学災害における医療機関の対応

U.S. Department of Health & Human Services：
**Chemical Hazards Emergency Medical
Management：Information for the Hospital
Providers.**
https://chemm.hhs.gov/hospitalproviders.htm

H5. 化学災害現場の初期対応と除染手順

the U.S. Department of Health & Human Services
（2018）：**PRISM：Primary Response Incident
Scene Management.**
https://medicalcountermeasures.gov/barda/cbrn/prism/

改訂第2版　大規模イベント医療・救護ガイドブック

定価(本体価格 2,000 円＋税)

2019 年 5 月 30 日	第 1 版第 1 刷発行
2019 年 10 月 10 日	第 1 版第 2 刷発行
2024 年 6 月 10 日	第 2 版第 1 刷発行

監　修　公益社団法人日本医師会
　　　　　公益社団法人東京都医師会

編　集　公益社団法人日本医師会救急災害医療対策委員会

編集代表　山口　芳裕

発行者　長谷川　潤

発行所　株式会社 **へるす出版**
　　　　　〒164-0001　東京都中野区中野2-2-3
　　　　　Tel. 03-3384-8035（販売）　03-3384-8155（編集）
　　　　　振替 00180-7-175971
　　　　　http://www.herusu-shuppan.co.jp

印刷所　三報社印刷株式会社

©2024, Printed in Japan　　　　　　　　　　　　　　〈検印省略〉
落丁本，乱丁本はお取り替えいたします
ISBN 978-4-86719-091-3